国际农产品
品质评价与分等分级

王 靖 主编

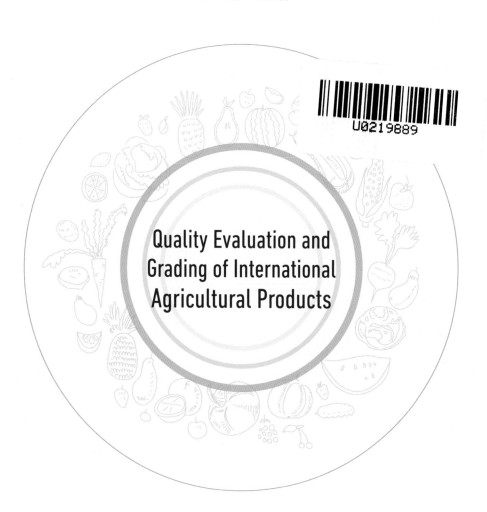

Quality Evaluation and
Grading of International
Agricultural Products

中国轻工业出版社

图书在版编目（CIP）数据

国际农产品品质评价与分等分级 / 王靖主编 . —北
京：中国轻工业出版社，2025.1
ISBN 978-7-5184-3798-6

Ⅰ . ①国… Ⅱ . ①王… Ⅲ . ①农产品—食品营养—评
价—世界 ②农产品—产品质量—分级—世界 Ⅳ . ① R151.3
② F316.5

中国版本图书馆 CIP 数据核字（2021）第 267641 号

责任编辑：伊双双 邹婉羽 责任终审：李建华 设计制作：锋尚设计
策划编辑：伊双双 责任校对：朱 慧 朱燕春 责任监印：张京华

出版发行：中国轻工业出版社（北京鲁谷东街5号，邮编：100040）
印 刷：艺堂印刷（天津）有限公司
经 销：各地新华书店
版 次：2025年1月第1版第1次印刷
开 本：787×1092 1/16 印张：13
字 数：233千字
书 号：ISBN 978-7-5184-3798-6 定价：99.00元
邮购电话：010-85119873
发行电话：010-85119832 010-85119912
网 址：http://www.chlip.com.cn
Email：club@chlip.com.cn
版权所有 侵权必究
如发现图书残缺请与我社邮购联系调换
211098K1X101ZBW

本书编写人员

主　　编　王　靖

副主编　韩　娟　仇　菊　韩　迪　梁克红　朱　宏　冯　朵

参　　编　张婧婕　李　娜　刘天心　何晓叶　李青叶　李　琥
　　　　　武含冰　赵博雅　赵　欣　陈　雪

序

  树立大农业观、大食物观，农林牧渔并举，构建多元化食物供给体系，是党中央提出的明确要求，是保障粮食和重要农产品稳定安全供给的客观要求和重要举措。实施农业生产和农产品"三品一标"行动，扩大绿色、有机、名特优新和地理标志农产品生产规模，是提高农产品品质的有效途径，提高农业竞争力的重要载体，推动农产品优质化、特色化、品牌化的关键举措，推动农业高质量发展、满足城乡居民消费升级需求的重要抓手。

  农产品作为人类生存与发展的重要物质基础，其品质直接关系到人们的饮食安全和生活质量。在经济全球化的大背景下，国际农产品市场日益繁荣，农产品贸易规模不断扩大。如何科学、客观、公正地构建农产品品质体系、开展特征品质评价，实现农产品分等分级和标签标识管理，已成为农业发展面临的关键问题。

  在此背景下，我们经过多年研究与实践，根据国外相关理论和经验，编写了《国际农产品品质评价与分等分级》一书。本书以国际视角，系统阐述了主要农产品品质评价与分等分级的基本理论、技术方法及实践案例，为我国农产品品质提升和国际贸易提供了有益借鉴。在此，我向广大读者推荐本书。

  本书具有以下特点：一是理论体系完整，从农产品品质的形成、评价方法、分等分级标准等方面进行了深入剖析，为读者构建了一个全面、系统的理论框架；二是内容丰富实用，针对国外不同农产品类型，详细介绍了评价与分等分级的技术要点，具有很强的针对性和实用性；三是国际视野广阔，关注国际农产品市场动态，分析了各国农产品品质评价与分等分级现状及发展趋势，为我国农产品参与国际竞争提供了有益参考；四是案例典型生动，精选了国内外主要农产品品质评价与分等分级典型案例，有助于读者更好地理解和掌握相关知识。

  相信此书问世后，会得到广大农业科技工作者、农产品生产经营者、农业管理部门及相关专业师生的欢迎。本书的编写为我国构建科学合理的农产品品质评价与分等分级体系提供了重要参考，同时也为供给侧农产品生产提供技术支撑。

期望本书能够为推动我国农产品品质提升、促进乡村振兴以及提高国际竞争力，起到抛砖引玉的作用。

在本书即将付梓之际，我要向所有给予支持的人表达感激之情，感谢所有即将翻开本书的读者。最后，衷心祝愿该书能为我国农产品品质评价与分等分级及我国农业高质量发展作出积极的贡献！

2024年秋于北京

前 言

　　根据《乡村振兴战略规划（2018—2022年）》，我国需要提高农业发展的质量，快速建立农产品的质量分级和产地准出、市场准入制度，并培育和提升农业品牌。农业农村部在《"十四五"全国农产品质量安全提升规划》中提出，要推动农产品品质评价，结合农业生产"三品一标"提升行动，推动建立农产品分等分级评价体系。随着我国经济的发展提高和国民对营养健康意识的增强，民众的消费需求已经从简单的温饱转变为追求品质，对农产品的需求也从"数量安全型"转变为"品质消费型"。因此，进行国际农产品品质评价与分等分级研究是贯彻中央决策和满足人们日益增长的营养健康信息需求以及指导服务需求的重要措施。

　　农产品和食品之间存在着紧密的联系和相互依赖的关系。简言之，农产品是食品的主要来源和基础，大多数食品始于农产品的种植、养殖或捕捞。根据《中华人民共和国食品安全法》和《中华人民共和国农产品质量安全法》的定义，农产品是指来源于农业的初级产品；食品则是在农产品的基础上，通过一系列加工制作，供人食用或饮用的成品或原料。农产品经过加工，如熏制、腌制或发酵等，其基本物理性质或化学性质发生改变后，得以转化为各种可口、营养丰富的食品。此外，农产品的质量是食品的安全和品质的关键因素，在农业生产过程中遵守国家有关强制性技术规范，防止有害物质残留，合理、合规地使用农药、兽药、添加剂是确保食品安全的源头和根本。同时，食品的生产技术规范、安全性标准和市场需求也对农产品品质提出了更高的要求。

　　当前，我国正积极推进农产品品质研究，并在相关标准体系上持续探索与改进。然而，与发达国家相比，我国在这一领域仍存在一定的差距。我国农产品种类繁多，受地域、品种和栽培技术等因素的影响，农产品品质存在较大差异。

　　在我国，农产品品质评价与分等分级体系的标准化生产尚显滞后，品质评价的标准化、分等分级以及标签标识等方面存在不规范问题。此外，农产品品质的基础数据收集和共享机制不够健全，对于提升农产品品质的监管力度也相对不足。

解决当前的问题需要以农产品品质评价为核心，全面分析国内外在品质评价、分级、标签和认证体系方面的经验和做法。这不仅有助于满足新时代消费者对高品质农产品的需求，也能为我国农产品品质评价与分等分级研究提供参考和借鉴，实现可持续的跟踪监测和评价。

本书共九章，主要围绕农产品品质评价认证规范和农产品品质分等分级标准规范展开。第一章介绍了农产品品质评价与分等分级的基本理论和方法。第二章列举了国际农产品品质评价与分等分级相关组织，包括国际标准化组织（ISO）、国际食品法典委员会（CAC）、联合国粮食及农业组织（FAO）下设的食品司局以及世界卫生组织（WHO）中与食品相关的专题标准法规和各部门的工作职能。国际市场上的农产品更倾向于统一的国际标准，因此第三章至第八章分别阐述了美国、欧洲（包括法国、德国、丹麦、英国和瑞士）、日本、澳大利亚和新西兰、加拿大、韩国在传统农产品或该国特色农产品的品质评价及分等分级方面的体系和实例，以便读者更好地了解国外的相关情况。

根据《"健康中国2030"规划纲要》和《国民营养计划（2017—2030年）》的要求，我国农业正在加速改革以适应营养健康需求，消费者对农产品营养品质的关注不断提升。营养品质成为衡量农产品品质的关键，并在评价中占据越来越重要的地位。因此，本书的第九章对农产品营养品质评价的发展趋势进行了概述。

当前，遵循健康中国理念，强化农产品营养品质建设是解决新时代主要矛盾的重要策略。本书旨在为我国建立科学的农产品品质评价和分等分级体系提供参考，并指导提升农产品营养品质、制定基准数据标准、完善相关法律体系和发展纲要，从而推动国际农产品品质评价研究，增强我国在该领域的影响力。

由于农产品品质标准仍在不断更新完善，农产品营养品质尚未形成一个清晰、明确的标准体系，许多理论体系仍处于探索阶段，加之作者水平有限，书中可能存在遗漏和不足之处，敬请读者批评指正。

编者

2024年10月

目 录

第一章 农产品品质评价与分等分级基本理论和方法 1

第一节 定义、术语与基本原则 1

一、农产品品质、分等分级与标签标识的定义 1

二、农产品品质评价与分等分级相关术语 2

三、农产品品质评价与分等分级基本原则 3

第二节 农产品品质分级要素 6

一、外观 6

二、质地 7

三、风味 9

四、营养 10

第三节 农产品品质评价体系 11

一、综合评价体系 11

二、"时空"评价体系 12

三、"三度"评价法 13

第二章 国际农产品品质评价与分等分级相关组织 14

第一节 国际标准化组织 14

一、国际标准化组织的组织架构 15

二、国际标准化组织 ISO/TC34 食品技术委员会 16

第二节　国际食品法典委员会 20

一、国际食品法典委员会的组织架构 20

二、食品法典 23

三、食品法典的主题——营养和标签 24

第三节　联合国粮食及农业组织 26

一、联合国粮食及农业组织下设的与农产品相关的司 26

二、联合国粮食及农业组织农产品相关数据库及数据系统 28

第四节　世界卫生组织 30

一、世界卫生组织健康主题下与食品相关的专题 31

二、世界卫生组织开发的食品安全协作平台 33

美国农产品品质评价与分等分级 34

第一节　美国农产品食品相关机构及农产品分等分级方法 34

一、美国农产品食品相关机构 34

二、美国农产品分等分级评价方法 36

第二节　美国农产品分等分级 36

一、牛肉 37

二、乳制品 40

三、水果 42

四、蔬菜 43

五、水产品 44

六、粮食 45

七、鸡蛋 46

八、棉花 46

第三章

九、羊肉 47

第三节　美国食品农产品相关标签标识 48

一、FDA 食品营养标签 49

二、生鲜蔬果的 PLU 码 51

三、转基因生物 52

第四节　美国农产品品质认证体系 53

一、美国农业部有机认证 53

二、非转基因工程认证 56

三、无麸质认证 57

第四章　欧洲农产品品质评价与分等分级

欧洲农产品品质评价与分等分级 58

第一节　欧盟农产品品质评价与分等分级 58

一、欧盟农产品分类 58

二、欧盟农产品食品相关立法机构 60

三、欧盟农产品食品相关法规条例 61

四、欧盟农产品食品相关标签标识 66

第二节　欧盟主要成员国农产品品质评价与分等分级 70

一、法国农产品品质评价与分等分级 70

二、德国农产品品质评价与分等分级 71

三、丹麦农产品品质评价与分等分级 72

第三节　欧洲部分非欧盟成员国农产品品质评价与分等分级 73

一、英国农产品营养品质评价与分等分级 73

二、瑞士农产品品质评价与分等分级 76

第五章

日本农产品品质评价与分等分级 78

第一节　日本农产品相关法律法规 78

第二节　日本农产品分等分级方法 80

　　一、JAS 等级规格标准 80

　　二、农产品等级规格标准示例 82

第三节　标签标识 86

　　一、原料原产地标识 86

　　二、添加剂标识 86

　　三、营养成分标识 86

　　四、功能声称标识 88

　　五、过敏原标识 89

　　六、转基因标识 89

　　七、罚则 90

　　八、JAS 标识 90

第四节　认证体系 91

　　一、JAS 认证 92

　　二、营养成分健康的相关评价与管理 93

　　三、农产品营养健康属性的声称及认证 97

第六章

澳大利亚和新西兰农产品品质评价与分等分级 99

第一节　澳大利亚和新西兰农产品标准体系 99

　　一、澳大利亚和新西兰食品标准体系 99

　　二、新西兰食品标准体系 101

第二节　澳大利亚和新西兰农产品分等分级方法 102

第三节　澳大利亚和新西兰农产品分等分级............................103

  一、谷物类............................103

  二、蛋类............................106

  三、乳及乳制品............................109

  四、肉类及肉制品............................110

  五、水果和蔬菜............................115

第四节　标签标识............................116

  一、食品标签............................117

  二、过敏原............................117

  三、食品添加剂............................118

  四、健康之星评级系统............................118

  五、营养信息............................118

第五节　营养信息............................118

  一、营养信息表............................118

  二、每日摄入量百分比信息............................119

  三、营养标签的数值计算............................119

第六节　认证体系............................121

  一、新鲜农产品放心认证............................121

  二、粮食等级认定............................122

  三、质量保证（QA）............................122

  四、国家畜产品识别追溯系统认证............................122

  五、AUS-MEAT 认证............................123

  六、AsureQuality 溯源认证............................123

第七章　加拿大农产品品质评价与分等分级 125

第一节　加拿大农产品相关法律法规 125

第二节　加拿大农产品分等分级方法 127

第三节　加拿大农产品分等分级 128

一、绵羊和家禽胴体 128

二、乳制品 130

三、蛋类 131

四、新鲜水果和蔬菜 132

五、加工水果和蔬菜 133

六、蜂蜜 135

七、枫糖浆 137

八、水产品 137

九、牛肉 139

十、谷物 140

第四节　标签标识 141

一、食品标签基本要求 141

二、营养标签信息要求 142

第五节　认证体系 143

一、食品安全监管概述 143

二、食品安全监管计划 144

三、有机产品认证 145

四、NPN 认证 145

第八章

韩国农产品品质评价与分等分级 146

第一节　韩国农产品质量安全管理体系 146

第二节　韩国农产品分等分级 148

一、新鲜果蔬 149

二、坚果、干果类 152

三、牛肉 155

四、鸡蛋 156

第三节　标签标识 157

一、食品标签系统 157

二、营养标签 159

三、保健功能食品标志 159

第四节　韩国农产品认证 160

一、农产品认证制度与组织体系 160

二、有机食品认证 161

三、绿色农产品认证 163

四、优质管理农产品认证 163

五、地理标志农产品 164

第九章

农产品营养品质评价发展与展望 166

第一节　农产品营养品质评价发展概况 166

一、农产品营养品质术语及法律法规 166

二、我国农产品营养标准体系 168

第二节　农产品营养评价研究 169

一、农产品营养评价研究背景 169

二、农产品品质与营养素功能风险评估研究 170

三、食物营养评价方法 174

第三节 农产品营养标签标识发展——以新加坡为例 182

一、新加坡农产品概述 182

二、新加坡农产品营养品质标签标识 183

三、小结 186

参考文献 188

第一章

农产品品质评价
与分等分级基本理论和方法

第一节 定义、术语与基本原则

一、农产品品质、分等分级与标签标识的定义

（1）农产品 《中华人民共和国农产品质量安全法》和农业行业标准NY/T 2113—2012《农产品等级规格标准编写通则》对农产品进行了明确的定义：指来源于农业的初级产品，即在农业活动中获得的植物、动物、微生物及其产品。

（2）品质 NY/T 3606—2020《地理标志农产品品质鉴定与质量控制技术规范 谷物类》对品质进行了明确的定义：指产品能满足一定需要的特征特性的总和，可分为感官品质、营养品质、加工品质等。

（3）农产品分等分级 从20世纪末开始，我国对粮油、果蔬、畜禽、水产等主要大宗农产品逐步开始农产品质量分级工作，建立了等级规格标准体系。NY/T 2113—2012《农产品等级规格标准编写通则》中关于"等级"的定义是：通过外在感官特性和/或内在品质的判定和/或测定，对农产品质量优劣的划分。综合考虑"农产品分等分级"，是指：通过外在感官特性和/或内在品质的判定和/或测定，对来源于农业的初级产品质量进行优劣划分。

（4）农产品标签标识 借鉴GB/T 32950—2016《鲜活农产品标签标识》中对"标签标识"的定义，结合农产品特点，"农产品标签标识"的定义为：在销售的

产品、产品包装、标签或者随同产品提供的说明性材料上，以书写的、印刷的文字和图形等形式对产品所做的标示。

二、农产品品质评价与分等分级相关术语

（1）食品品质　消费者可以接受的食品质量特征，包括外观（尺寸、形状、颜色、光泽和稠度）、质地和风味等。

（2）营养品质　根据《美国法典》（*United States Code*）第7章第5302节，"营养品质"指的是饮食中个别营养素的适当水平、饮食中营养成分之间的适当水平、营养物质的生物利用度和非营养物质的营养重要性。

（3）感官品质　某一特定食物或化学品的感官特性或与之相关的性质。感官品质包括食物的典型感官特性：味道、外观、香气、大小和硬度，甚至声音；还包括口感以及与吃东西有关的任何其他感觉。

（4）适口性　是根据食物感官品质和风味特征综合评价的指标，包括风味、香味、气味、甜味、辣味、酸味、口感、色泽、性状、组织结构等。

（5）营养密度高的食物　提供丰富的维生素和矿物质，但是能量相对较低的食物。

（6）健康平衡膳食　选择多种食物，经过适当搭配制作而成的能满足人们对能量及各种营养素需求的饮食。

（7）营养素度量法　一种根据食物中营养素组成和含量对食物进行分类和评价的方法。

（8）推荐性营养成分　对健康有益的营养成分和日常摄入量未达到推荐量的营养成分。

（9）限制性营养成分　日常摄入量超过推荐量或明确具有健康负效应的营养成分。

（10）必需营养素　一类为机体存活、正常生长和功能所必需，但不能由机体自身合成，而必须从食物中获得的营养素。缺乏该营养素可造成特异性缺乏症甚至死亡；因缺乏该营养素所引起的病症只有该营养素或其前体物质可以预防。在营养素摄入不足时，缺乏症与摄入量密切相关。

（11）维生素　生物的生长和代谢所必需的一类有机化合物，是人体必需的一类营养素。分为脂溶性维生素和水溶性维生素两类。前者包括维生素A、维生素D、维生素E、维生素K，后者包括B族维生素和维生素C。人和动物缺乏维生

素则不能正常生长，并发生特异性病变，即维生素缺乏症。

（12）糖类　又称碳水化合物，是具有多羟基醛或多羟基酮的非芳香类分子特征物质的统称。依分子组成的复杂程度，可分为糖、寡糖、多糖和糖缀合物。也可依据其他原则分类，如根据功能基团分为醛糖或酮糖。糖类是人体必需的宏量营养素之一，是人体能量的主要来源。

（13）蛋白质　人类必需的宏量营养素之一。按溶解度分为清蛋白、球蛋白、硬蛋白等；按功能分为转运蛋白、贮存蛋白、收缩蛋白、酶、激素、抗体等；按形状分为球形蛋白、纤维状蛋白；按组成分为简单蛋白、结合蛋白和衍生蛋白；按营养分为完全蛋白、半完全蛋白和不完全蛋白。蛋白质在体内的主要生理功能有：①构成和修补身体组织；②调节生理功能；③供给能量。人体所需蛋白质主要来源于动植物性食物。

（14）脂肪　由一分子甘油和1～3分子脂肪酸所形成的酯，包括甘油一酯、甘油二酯和甘油三酯。习惯上将常温时为液态的脂肪称为油，为固态的称为脂。脂肪在体内的主要生理功能是贮能和供能，是饥饿或禁食时能量的主要来源。分布于皮下的脂肪组织不易导热，可防止机体热量散失从而保持体温。内脏周围的脂肪组织还能缓冲外界的碰撞，使内脏免受损伤。脂肪还能促进脂溶性维生素的吸收。

三、农产品品质评价与分等分级基本原则

（一）公平贸易原则

农产品交易方式通常有三种：一是看货出价，适用于小批量农产品现货交易，通过交易前了解农产品质量是否符合要求来进行商讨定价；二是样品交易，适用于大宗农产品交易，根据具有代表性的样品进行定价；三是固定规格标准交易，即买卖双方事先约定产品的质量和规格，并依据相应的等级和规格进行定价。可见，农产品交易的基础通常是双方共同接受的产品质量标准，没有这个基础，农产品交易就难以达成。对于生产者来说，农产品质量分级能够将良莠不齐的农产品划分开来，以便实施分类包装销售和品牌化决策，有利于扩大农产品议价空间。对于购买者而言，农产品分级便于在不同产品之间进行比较和选购，有利于满足不同层次的消费需求，也有利于产品信息透明化和产品品质保障。

农产品品质分级是应农产品贸易需求发展起来的一项质量评定活动。对农产

品进行等级规格评定，用统一的语言对同类农产品进行描述，目的就是使农产品在市场贸易中具有一致性和可比性，从而保证农产品贸易中的产品质量信息具有透明度，以便产品交易各方在信息对称的基础上公平开展贸易。因此，农产品品质分级、规格评定的首要原则就是"公平贸易原则"。农产品品质分级标准应是经过生产者、销售商和消费者多方协商确定的结果，是各方在市场交易中达成的共识，能够为农产品的公平贸易提供统一的衡量尺度和科学依据。除了规范市场交易行为外，农产品品质分级还有利于协调交易各方的关系，如农产品品质分级标准是协调农业产业化中生产者、加工商、销售商、消费者以及政府部门等各方关系的重要手段，在处理农产品贸易纠纷时，可以将其作为仲裁依据，以商品标准统一不同的认识，以便解决纠纷。

（二）产业引导原则

从美国、日本等国外农产品分等分级实施经验来看，对农产品进行品质分级，除了保证公平贸易外，还有力地推动了产业的发展，特别是成为优质农产品发展的重要推动因素。随着我国加入世界贸易组织（World Trade Organization，WTO），我国农业发展进入新阶段，增长模式从过去的外延扩张、追求数量向依靠科技进步和提高质量转变。农产品品质分级与标准化工作不仅成为我国农业转型和升级换代的重要手段，同时也成为增强我国农产品市场竞争力和提高农产品市场营销效率的重要手段。农产品品质分级是在种植（养殖）生产、加工和流通环节贯彻执行分级标准的结果。生产者按照分级标准组织生产，并按照不同等级和规格要求对农产品进行包装和销售，能够较为明确地反映农产品的功能用途，适应不同层次的消费需求，同时也有利于按照市场期望开展生产活动，促进产销衔接和产业化发展。农产品品质分级有效地突出了优质产品与普通产品的区别，品质分级指标的选择和评定值的设定也体现了优质农产品的特性。这有助于建立优质优价的市场机制，发挥流通对生产的引导作用，从而促进生产者提高农产品品质和生产优质农产品，引导产业向优质、高效良性发展，推动农产品质量和核心竞争力的提升，促进农业增效和农民增收。

（三）科学实用原则

相对于工业产品的分级和标准化，农产品具有鲜活的特性，不同品种和不同个体之间具有十分复杂的差异性，这使得农产品在实施分等分级方面既有十分迫切的需求，又有较大的难度。农产品生产受地域、时间、气候等多种因素影响，即便是同一地区、同一季节生产的同一种农产品，其大小、粗细、长短、高矮、色泽、口感和成分含量等都不尽相同，再加上生产技术和田间管理措施的不同，生产出的农产品品质更是千差万别，这就对农产品品质分级工作的科学性和可操作性提出了较高的要求。因此，要发挥农产品品质分级在保证公平贸易、促进优质生产和引导透明消费等方面的作用，就要农产品品质分级本身具备科学的评价体系，从评定指标、评定方法到评定程序，一整套科学完备的评价标准是保证品质分级结果客观、公正、准确的必要前提。

同时，农产品品质分级还必须从实际出发，与农产品生产实践和农产品消费习惯衔接，适应生产发展和消费水平提高的需要。农产品品质分级的开展必须充分考虑分级活动的可操作性和结果的实用性，兼顾科学技术发展水平和居民消费能力，不能超越农产品生产、流通和消费现状。

（四）国际接轨原则

发达国家制定和采用农产品品质分级标准较早，社会对农产品品质分级标准的认知度较高，农产品品质分级活动在提高农产品质量和加快农业发展方面发挥了重要作用。尽管各国的管理体制不尽相同，但发达国家在开展农产品品质分级过程中仍具有较多的共同点。例如，通过健全相关法律法规，为品质分级的实施和管理提供了法律依据，并通过政府的强力支持和推动，有效整合了社会资源，有力保障了各类农产品品质分级标准的实施和推广。又如，以消费者偏好为中心制定标准，并高度重视国际标准的作用，充分考虑与国际标准的衔接。

国际上一些标准化组织制定的农产品品质分级标准在国际贸易中已经得到了广泛的应用。例如，联合国欧洲经济委员会（the United Nations Economic Commission for Europe，UNECE）农产品品质标准在75%的国际贸易中发挥着重要作用，国际食品法典委员会（Codex Alimentarius Commission，CAC）、国际标准化组织（International Organization for Standardization，ISO）等制定的产品标准中关于农产品的最低品质要求已经成为各国开展国际贸易的重要依据。我国农产品参与国际贸易市场竞争也必须与国际农产品标准和品质要求接轨。我国农产品品质分级标准和程序应在适应我国农产品生产实际的基础上，尽可能地与国际接轨，保证我国农产品在国际市场上的可流通性和竞争力。

第二节 农产品品质分级要素

农产品的品质特征包括内在特征和外在特征，从国外比较成熟的农产品品质分级标准来看，农产品品质等级的划分主要依据人体感官可以感知的一些品质要素，如外观、质地、风味等，这些要素共同构成了农产品品质分级的依据。

一、外观

外观要素包括大小和形状、色泽和光泽、完整性和损伤程度、透明度和黏稠度等，可以直观地反映产品的外在品质。

（一）大小和形状

大小和形状是指产品的长度、宽度、厚度、几何形状等，从一定意义上可以说明产品品质的优劣。大小和形状均易于测量，是农产品分等分级划分的重要因素之一。圆形果蔬、鸡蛋等可以根据其所能通过的自动分离分级设备的孔径大小来进行分级。粗分级后的产品大小也可以按照质量进行估算，如通过测定一打（12个）鸡蛋的质量来决定鸡蛋的平均大小。农产品的形状分等分级不仅具有视觉上美观的重要性，有时还具有生产方面的必需性。如果在机械化生产中要使用某种机械装置来代替手工操作，就有必要对农产品形状进行标准化规定。

（二）色泽和光泽

农产品表面的色泽和光泽对提高农产品的吸引力非常重要。色泽是物体反射自然光后所呈现的结果。当一束自然光照射到产品上，一部分光线会被产品吸收，一部分光线在产品表面发生反射，一部分光线射过产品。其中反射的光线就呈现为产品的颜色。目前农产品中存在的天然色素有5类，分别为花青素、甜菜红色素、类胡萝卜素、叶绿素和肌红蛋白，其中花青素、甜菜红色素、类胡萝卜素和叶绿素属于植物源色素，肌红蛋白属于动物源色素。色泽是影响消费者选择农产品的主要因素之一，也是反映农产品成熟度和新鲜度的重要标志。水果表面颜色受水果品种、气候、土壤环境等因素的影响，个体之间差异较大，对水果产品品质的影响也较大。水果颜色与果实成熟度密切相关，例如番茄成熟时表皮和果实颜色由绿色逐渐向红色转变，红色着色面积越大成熟度越高，所以对于水果而言，颜色往往是判断其成熟度的重要依据。

根据农产品的色泽不仅能判断其成熟度和质量优劣，还能在一定程度上说明其新鲜度、卫生等方面的问题。肉色就是判断肉品质量的重要指标，不同颜色的肉在一定程度上反映了肉的品质差异。例如，正常的新鲜肉是鲜红色，若动物在宰前应激，肉色就会变得灰白（Pale，Soft Exudative Meat，PSE肉，常见于猪肉）或暗黑（Dark，Firm and Dry Meat，DFD肉，常见于牛肉）。当肉受到微生物污染后，肉色也会发生变化，如果有污染细菌产生硫化氢就会使肉色变绿。再如，虾在颜色上的变化与其新鲜程度有关，新鲜的虾体完整有光泽，体表纹理清晰，皮壳呈青灰色，半透明；不新鲜的虾体颜色由半透明逐渐变深，壳变红或变黑。

色泽通常可以通过将产品与标准比色板进行比较来判定。在品质评价时，评价人员需要找到与产品色泽匹配或最为相近的比色板，对产品色泽进行规范描述。例如在评定番茄产品颜色时，利用绿色和红色的比色板进行判定。同时，色泽还可以利用亮度、色调和彩度等指标进行详细的量化测定，用于推测产品在成熟和贮藏过程中发生的变化。

（三）完整性和损伤程度

农产品的完整性和损伤程度也是判定农产品品质的重要依据。例如，新鲜的虾头与虾身相连较紧，而不新鲜的虾头尾脱落或极易分离。对于果蔬产品而言，损伤程度对产品品质有着十分重要的意义，产品受病虫害侵蚀往往使果实不具备食用价值，采收或采后处理过程中受到机械损伤也容易导致水果变质或腐败。

（四）透明度和黏稠度

对某些产品而言，透明度和黏稠度也是评定产品级别的重要指标。例如，肉汤的透明度就是肉新鲜程度的判定指标之一，蜂蜜的透明度则反映了蜂蜜的品质。稠度作为外观特征，可被直观观察，通常用黏度来表示，高黏度的产品稠度大，低黏度的产品稠度小。

二、质地

质地是农产品品质的重要参数，是指能被手指、舌头、上颚或牙齿所感觉到的产品结构特性，被广泛用于表示产品的组织状态、口感。国际标准化组织（ISO）将"质地"定义为：被感觉器官通过触觉、视觉、听觉、味觉所感受到的所有流变学和结构学上的属性。农产品质地特性参数的范围极其广泛，包括硬度、弹性、塑性、黏性、紧密性、黏结性、黏着性等。农产品质地特性由动植物组织的微观结构所决定，也受到某些质地调节剂的影响。农产品的质地与色泽一样，不是一成不变的，它的变化能有效地反映产品的品质差异。如果产品有偏离期望的质地就是有品质缺陷。

果蔬的鲜食特性决定了果蔬产品质地对于质量评价的重要性。影响果蔬质地的因素很多，包括商品类型、品种、成熟度、大小和栽培条件等，不同因素对不同产品的作用也是不同的。对水果而言，果肉细胞形态与其质地的关系较大。果肉细胞小、密度大、细胞壁厚、细胞间隙率低的品种果肉硬，反之果肉较软；果肉细胞大、细胞壁薄、细胞间隙率低、果肉内外结构一致性强的品种果肉脆度高；果肉细胞大小中等、密度高、细胞壁薄、细胞间隙率较低的品种果肉韧性高。如梨中特有的石细胞是由大量木质素组成的厚壁细胞，对梨果肉的食用品质有重要影响。新鲜水果存放一段时间后，细胞壁破裂，水分流失，发生松弛现象，吃起来口感就不新鲜。果蔬损失更多水分时会变得干燥、坚韧、富有咀嚼性，这也是果蔬干制品的生产原理。在实际测定中，评价水果质地特性的参数主要包括成熟度、坚实度、果皮或果壳的硬度、果实的脆性及果皮或果肉的弹性等；评价蔬菜质地特性的参数主要包括成熟度、硬度、酥脆度、弹性、断裂强度、韧性、柔软性以及膳食纤维含量等。

肉类产品的质地特性与产品品质和新鲜度密切相关。动物宰杀后，分别经过热肉期、僵直期和成熟期使肉品达到最佳食用品质。在热肉期，肉体温度较高，血液供氧停止，肌糖原开始分解，脂肪、肌肉柔软，但肌纤维韧性较高，加工后不易嚼烂，有不良腥味，食用味道较差。进入僵直期后，肌肉温度下降，血液凝固，肌糖原大量酵解，此阶段肌肉纤维粗糙、硬度大、弹性低、持水性低、适口性差，同时仍有令人不愉快的气味产生。随着肌糖原酵解增加，肌浆中液体游离出肌纤维，肉体解僵，肌肉柔软有光泽，切面水分增多，弹性提高，肉质鲜嫩易烂，具有芳香气味，适口性提高。可见，嫩度和弹性是决定肉品口感的主要因素，因此也是评价肉品品质的重要指标。例如，刚宰的牛肉吃起来口感较老，品质不佳，在 0~4℃下经过一段时间的成熟后，肉就变得柔软多汁，吃起来口感较嫩，品质较好。

三、风味

风味包括口味和气味，是食品本身和人体感官体验共同作用的结果。人有四种基本的味觉，即甜、咸、酸和苦。除这四种基本味觉外，人的舌头还能感觉到另外两种味觉（感），即鲜味和涩味。风味非常复杂，任何特定的风味不仅取决于咸、酸、苦、甜的组合，还取决于无数能产生特征香气的化合物，并且还与个人喜好、文化水平和生理特性等密切相关。不同地区、不同人群对不同口味和气味的喜好程度不同，不同人对特定风味的敏感程度也不同，因而风味具有比其他品质要素更浓厚的主观色彩。

糖度和酸度是决定水果口味和口感的重要指标。果实在生长过程中不断地积累有机物，大量碳水化合物首先以淀粉的形式贮藏于果肉细胞中，此时的果实无甜味。随着果实成熟，一方面，淀粉在酶的作用下水解为蔗糖、葡萄糖或果糖等可溶性糖类；另一方面，果实内所积累的有机酸也部分地转化成糖类，果实酸度消减，口感甘甜。通常当糖度和酸度达到一定比例时，才具有最佳适口性。因此，对果实品质评价时往往将糖酸比作为一个重要的指标。还有些果实，在未成熟时，由于果肉细胞中含有单宁而使果实有很强的涩味。果实成熟时单宁被过氧化物酶和过氧化氢酶氧化或是凝结成不溶性物质而使涩味消失。对于这类果实，涩味也是评价果实口味的指标之一。除了口味以外，香气也是水果风味的重要特征，形成香气的主要原因是果实在成熟过程中由于中间代谢而产生了一些酯类、醛类和酮类等。水果的香气成分随着果实的成熟而增加，因此成熟的果实香味四溢。

相比于外观和质地，有时风味对产品品质有更为重要的意义，在茶叶的品质评价中就充分体现了这一点。嗅香气、尝滋味是茶叶品质评价的必经步骤。对于不同花色品种、不同品质等级的茶类，香气的要求也各不相同。如甲等品质中，绿茶要求嫩香、清香，条形红茶要求鲜甜，红碎茶要求气味强烈且新鲜，青茶要求有高爽的花香或果香等。与甲等品质的香气相比，乙等、丙等品质的茶则在香气类型、浓度或爽度等方面存在不同程度的差距，而丁等品质的茶往往已发生不同程度的劣变，甚至没有正常的香气。

有时色泽和质地还会对风味的评判产生影响。尽管产生风味的物质往往并没有颜色，但是这些物质却通常存在于具有特征色泽的食品中。例如，人们经常将橙子或橘子与橘黄色，将樱桃或草莓与红色，将黄瓜与绿色等联系在一起。这也是为什么在食品加工中会赋予不同口味的产品不同的特征颜色，如草莓味道的酸乳和饮料常使用粉红色进行着色和包装，消费者似乎通过产品颜色就能感受到草莓的芳香。为尽量减少色泽对风味的干扰，风味评价中常采用"暗室"。质地也会对风味评价产生误导，面对用无味植物胶增稠处理过的肉汁，大多数人会认为增稠后的肉汁比原肉汁的风味更加浓郁。

四、营养

食用农产品作为一类食品，其重要功能就是为人体提供营养物质。农产品营养组分主要包括蛋白质、脂肪、碳水化合物、矿物质、维生素、膳食纤维、水七大类营养素，还包括具有功能特性的活性成分，如活性低聚糖、活性多糖、活性肽和活性蛋白质等。营养品质要素可以用化学分析方法进行测定，也可以用仪器分析方法进行测定。不同种类的农产品，其蛋白质、脂肪、碳水化合物等营养元素含量及构成比例存在差异，致使农产品质量特征也有所不同。例如，鹌鹑蛋的蛋白质、脂肪含量均与鸡蛋相当，然而它的维生素B_2（核黄素）含量是鸡蛋的2.5倍，而鸡蛋蛋黄中胡萝卜素的含量却是所有蛋类中最多的。同一种类不同品种农产品的营养素也会存在较大差异。例如，直链淀粉含量是衡量作物品质的重要指标，作物直链淀粉含量的多少往往决定着其应用范围的大小。当作物籽粒中不含直链淀粉而只有支链淀粉或直链淀粉含量很低时，淀粉的性质就会发生改变，从而影响其蒸煮性等加工品质，使得其产品质地黏稠。对于已知具有特殊营养价值的果蔬如西蓝花、番茄、芦笋等，则应将硫苷、番茄红素、多酚列为其营养品质评价指标之一。

综上所述，常根据外观、质地、风味和营养等品质要素对农产品进行等级划分，这种品质等级能够准确反映农产品品质的优劣程度，并且部分品质要素一定程度上带有人为偏好的主观色彩。其中，外观、质地和风味属于感官性质或感觉性质的范畴，营养品质属于不能被感官察觉的品质要素，此外，还有耐贮藏性。耐贮藏性是指产品在一定贮藏及搬运条件下的稳定性，对产品鲜度和保质期具有重要意义。

第三节　农产品品质评价体系

农产品品质指标涉及几大类别，包括多项指标，涵盖的单项指标仅从某个方面反映农产品的品质特性，但最终产品品质状况如何，总体是优是劣，就很难进行评判。因此，亟须综合各项指标情况后给出一个相对合理的总体评判标准，建立品质评价体系。目前，农产品品质评价体系包括综合评价体系、"时空"评价体系以及针对单一品质类别的"三度"评价法。

一、综合评价体系

农产品品质综合评价体系是指使用比较系统的、规范的方法，对多个品质指标、多种单位参数进行同时评价的方法，这种评价方法是对农产品品质进行优先排序或等级划分的基础。综合评价过程中，各品质指标权重的确定是综合评价的关键环节。目前，确定指标权重的方法主要有3种，包括主观赋权法、客观赋权法和主客观结合赋权法。

（一）主观赋权法

主观赋权法是通过对各项品质指标的主观重视程度评定来确定权重的一种方法，常用的主观赋权法有专家打分法、层次分析法等。专家打分法是将各项品质指标设计成问卷，选择领域内具有丰富专业知识或实际从业经验的专家，独立地对各个指标进行百分制打分，确定各指标的权重，然后再进行综合和不断修改得到比较满意的权重结果。通过该方法确定指标权重，操作简单、打分直观，但是主观性较强，并且很难准确把握各指标间的差异程度，且指标权重结果缺乏统计检验依据。层次分析法是基于层次结构体系，通过领域内具有丰富专业背景的专家对两两指标的重要程度作出比较判定，根据判定数据建立判断矩阵，再通过计算判断矩阵的最大特征值以及对应特征向量，得出不同指标的权重。层次分析法是一种定性与定量相结合的评价方法，能够较客观地对多项指标进行综合评价，可以在多项指标中找出主要的影响指标。与专家打分法相比，层次分析法具有更高的区分度，但其在评定和计算过程中也掺杂着一些专业评定人员的主观因素。

（二）客观赋权法

客观赋权法是完全依赖于客观实际数据，通过对各项品质指标的实测值进行统计分析确定权重。客观赋权法主要有主成分分析法、变异系数法、熵值法等，其中主成分分析法用得最多。主成分分析法利用降维思想，对原始数据进行降维处理，一般是尽可能多地选择相关指标，然后通过计算将这些指标的特点综合成少数几个新的指标，得到的新指标既能尽可能多地反映原来指标的信息，又能使彼此间有显著差异。此外，主成分分析法是一种可将若干变量简化为几个主要变量的分析统计方法，能显著表现评价指标的差异性，并能减少信息丢失，避免主观随意性，但该方法对原始数据的完整性和代表性具有较高要求。

（三）主客观结合赋权法

主客观结合赋权法是主观赋权法和客观赋权法相结合的一种方法，既能反映评定人员的专业意见，又能反映评价对象的客观实际。常见的主客观结合赋权法为模糊综合评价法。模糊综合评价法是层次分析法的一种扩展，保留了层次分析法的原理和步骤，引入了模糊互补矩阵，依据模糊数学原理，对评价指标的优劣程度采用等级模糊集处理，运用模糊数学和模糊统计方法进行综合评价。模糊综合评价法利用模糊的概念解决了层次分析法带入的主观因素，该方法计算比较简单，综合评价结果更客观、合理。

二、"时空"评价体系

农产品品质受到产前、产中、产后等各环节因素的影响，其中与农产品生产加工过程中的"时间"和"空间"相关的因素即"时空"因素。"时间"因素主要包括生长阶段时间、采收时间、贮藏保鲜时间等；"空间"因素主要包括产地环境、品种、部位等。"时空"因素与农产品的食用品质、营养品质、加工品质等品质性状高度相关，农产品品质"时空"评价体系就是反映农产品品质受"时间"和"空间"影响动态变化的评价方法，因此，开展品质"时空"评价既要考虑"时间"因素，又要考虑"空间"因素。品质"时空"评价基本思路是根据农业生产的实际和消费习惯，综合运用线性回归模型、空间分析和结构方程模型等方法，统计分析农产品在不同时期（时间）、不同区域/部位（空间）的品质性状的时空变化特征，对农产品品质开展综合评价，从而阐明不同时期（时间）、不同区域/部位（空间）农产品与其主要品质之间的关系，合理布局农产品的种植养殖区域规划，建立优质生产体系，实现农产品品质提升"时空"资源的高效利用，为农产品高产、优质协同发展提供参考。

三、"三度"评价法

"三度"评价法是基于食用农产品营养品质评价提出的一种营养品质综合评价体系。营养品质相关的评价大多只是简单的定性或对部分营养成分定量，而食用农产品营养价值的高低，不仅在于它含有多少种营养素及各营养素含量的多少，而且取决于它含有的营养素种类、含量及比例能否满足人体需求。"三度"评价法就是基于这种"三度-需求"标准来评价食用农产品营养品质的方法，"三度-需求"即多样度、匹配度、平衡度及对人体需求的满足程度。其中，多样度反映的是食用农产品含有的人体各类必需营养素种类的多少，食用农产品中必需营养素种类总数与人体必需营养素种类总数的比值即为该产品的多样度；匹配度是指食用农产品中所含有的各种人体必需营养素含量与人体每日需求量之间的匹配程度，以产品中某类营养素含量与该营养素每日推荐摄入量的比值表示；平衡度反映的是各营养素间的比例关系，是指食用农产品中所含的各种营养素间的比例与人体需求的各种营养素间比例的接近程度，它评价的是食用农产品中各种人体必需营养素之间的平衡程度，其计算方法借鉴氨基酸营养评价中的模糊识别法。最终是用多样度、匹配度和平衡度偏离标准值"1"的程度，即偏离指数，来评价食用农产品营养价值的高低。食用农产品偏离指数越接近"1"，则偏离标准值的程度越低，营养价值越高。

农产品品质评价是实现农产品优质优价的重要手段，其中品质指标基本属性、指标体系类别划分及评价方法体系选择是开展农产品品质评价工作的基础。根据农产品品质属性特点，开展品质指标生物学形成机制研究、构建科学实用的特征品质指标体系、创新发展品质综合评价方法是农产品品质评价工作的重要方向。各类农产品的品质评价没有统一模式，只有根据各类农产品品质特点，构建科学合理的品质指标体系和评价体系，才能实现对农产品品质科学有效的评价，为农产品品质分等分级提供科学依据，为农产品品质提升提供科学保障。

第二章

国际农产品品质评价与分等分级相关组织

农产品（食品）领域的国际标准组织主要有国际标准化组织（International Organization for Standardization，ISO）、国际食品法典委员会（Codex Alimentarius Commission，CAC）、联合国粮食及农业组织（Food and Agriculture Organization，FAO）和世界卫生组织（World Health Organization，WHO）下属国际乳品联合会（International Dairy Federation，IDF）、国际葡萄与葡萄酒组织（Organisation Internationale de la Vigne et du vin /InternationaI Vine and Wine Office，OIV）、 国际动物卫生组织（Office international des epizooties/ World Organization for Animal Health，OIE）等。其中ISO、CAC、OIE是世界贸易组织（World Trade Organization，WTO）认可的国际标准化组织。

最重要的国际食品标准分属两大系统，即ISO系统和CAC系统，其现状和发展趋势对世界各国食品行业的发展有举足轻重的影响。

第一节　国际标准化组织

国际标准化组织前身是国际标准化协会（ISA），成立于1926年。国际标准化组织是世界上最大的国际标准化机构，是独立的非政府国际组织，有167个国家标准机构成员，总部在瑞士日内瓦。其成员汇集专家，旨在分享知识，制定自愿的、基于共识的、市场相关的国际标准，支持创新，并为全球问题提供解决方案。

一、国际标准化组织的组织架构

ISO的主要机构有全体大会（General Assembly）、理事会（Council）、技术管理局（TMB）、技术委员会（Technical Committees，TC）和中央秘书处（Central Secretariat），如图2-1所示。

全体大会是ISO的最高权力机构，是仅限于ISO成员参加的年度会议，每年9月召开一次。全体大会的主要议程包括：年度报告中有关项目的行动情况、ISO的战略计划以及财政情况等。理事会是ISO的核心治理机构，并向全体大会报告。它每年召开3次会议，由20个成员机构、ISO官员以及合格评定委员会

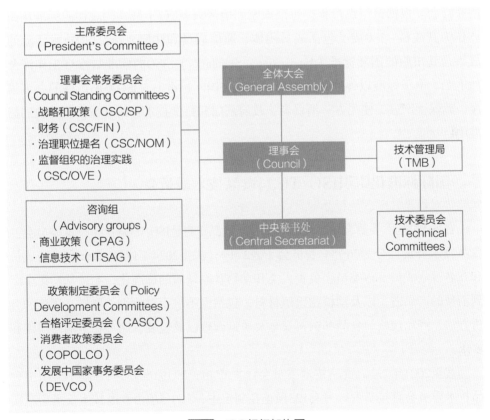

图2-1 ISO组织架构图

（CASCO）、消费者政策委员会（COPOLCO）和发展中国家事务委员会（DEVCO）组成。理事会常务委员会处理与战略和政策（CSC/SP）、财务（CSC/FIN）、治理职位提名（CSC/NOM）相关的事务，并监督组织的治理实践（CSC/OVE）。咨询组提供有关ISO商业政策（CPAG）和信息技术（ITSAG）的建议。合格评定委员会（CASCO）提供合格评定指南；消费者政策委员会（COPOLCO）在消费者问题上提供指导；发展中国家事务委员会（DEVCO）就与发展中国家有关的事项提供指导。技术管理局是负责ISO技术管理和协调的最高管理机构。ISO所有技术委员会都由技术管理局管理。中央秘书处由秘书长和所需成员组成。中央秘书处承担着全体大会、理事会、3个政策制定委员会、技术管理局的秘书处的工作。

ISO的宗旨是在世界上促进标准化及其有关活动的发展，以便国际物资交流和服务，并扩大世界各国在知识、科学、技术和经济领域中的合作。ISO的任务是协调世界范围内的标准化工作，制定和发布国际标准并采取措施以便在世界范围内实施，组织各成员和技术委员会进行信息交流，与其他国际组织共同开展有关标准化课题的研究。ISO是一个由各国和地区标准化机构组成的世界范围的联合会。根据该组织章程，每个国家和地区只能有1个最具代表性的标准化团体作为其成员。ISO成员包括成员团体、通信成员和注册成员。ISO技术活动的成果是其出版的国际标准（International Standards）。ISO的标准制修订工作涉及除电工、电子标准以外的各个领域。在制定国际标准时，ISO遵循严格的办事程序，确保生产方、使用方、消费者、政府部门和科学技术界的利益都能反映到标准中。

二、国际标准化组织ISO/TC34食品技术委员会

在ISO的技术委员会中，主管农产品（食品）的是ISO/TC34食品技术委员会。食品技术委员会分为26个子委员会（表2-1），截至2024年1月，有66名参与成员和78名观察成员。该委员会负责人类和动物食品领域的标准化，涵盖从初级生产到消费的产品链，以及动植物繁殖材料，包括但不限于对术语、取样、测试和分析方法、产品规格、食品和饲料安全及质量管理以及包装、储存和运输的规定和要求。

截至2024年1月，食品技术委员会已发布相关ISO标准935项，其中31项由食品技术委员会直接负责。另有123项正在制定中，其中5项由食品技术委员会直接负责。国际标准化组织食品技术委员会子委员会及其负责主题如表2-1所示。

表2-1　国际标准化组织食品技术委员会子委员会及其负责主题

序号	子委员会代码	负责主题	类型
1	ISO/TC34/SC2	含油种子和水果以及油料饼粕	技术委员会
2	ISO/TC34/SC3	水果、蔬菜及其制品	技术委员会
3	ISO/TC34/SC4	谷物和豆类	技术委员会
4	ISO/TC34/SC5	乳和乳制品	技术委员会
5	ISO/TC34/SC6	肉类、禽类、鱼类、蛋类及其制品	技术委员会
6	ISO/TC34/SC7	香料、烹饪药草和调味品	技术委员会
7	ISO/TC34/SC8	茶	技术委员会
8	ISO/TC34/SC9	微生物学	技术委员会
9	ISO/TC34/SC10	动物饲料	技术委员会
10	ISO/TC34/SC11	动植物油脂	技术委员会
11	ISO/TC34/SC12	感官分析	技术委员会
12	ISO/TC34/SC15	咖啡	技术委员会
13	ISO/TC34/SC16	分子生物标记物分析方法	技术委员会
14	ISO/TC34/SC17	食品安全管理系统	技术委员会
15	ISO/TC34/SC18	可可	技术委员会
16	ISO/TC34/SC19	蜂产品	技术委员会
17	ISO/TC34/SC20	粮食损失和浪费	技术委员会
18	ISO/TC34/CAG	主席咨询小组	工作小组
19	ISO/TC34/WG14	维生素、类胡萝卜素和其他营养物质	工作小组
20	ISO/TC34/WG20	黄曲霉毒素	工作小组
21	ISO/TC34/WG21	社会责任/可持续性	工作小组
22	ISO/TC34/WG24	定量核磁共振波谱学	工作小组
23	ISO/TC34/WG25	紧急或危急情况下的粮食安全	工作小组
24	ISO/TC34/WG26	植物类食物	工作小组
25	ISO/TC34/WG27	专业农民组织	工作小组
26	ISO/TC34/WG28	新鲜和干燥面包酵母的特性	工作小组

（1）ISO/TC34/SC2　含油种子和水果以及油料饼粕（Oleaginous seeds and fruits and oilseed meals）技术委员会成立于1970年，拥有23名参与成员和23名观察成员。主要负责油籽和油籽残渣的标准化，涉及取样、测试和分析方法，物理、物理化学和生化方法。截至2024年1月，该技术委员会已发布相关ISO标准26项，

另有4项标准正在制定中。

（2）ISO/TC34/SC3　水果、蔬菜及其制品（Fruits and vegetables and their derived products）技术委员会成立于1980年，拥有18名参与成员和61名观察成员。主要负责水果和蔬菜及其衍生产品的标准化，涉及对术语、抽样、产品规格、包装、储存、运输的要求、试验和分析方法。截至2024年1月，该技术委员会已发布相关ISO标准125项，另有1项标准正在制定中。

（3）ISO/TC34/SC4　谷物和豆类（Cereals and pulses）技术委员会成立于1982年，拥有27名参与成员和42名观察成员。主要负责谷物和豆类及其产品的标准化，涉及对术语、抽样、测试和分析方法、产品规格和包装、储存和运输的要求。截至2024年1月，该技术委员会已发布相关ISO标准65项，另有13项标准正在制定中。

（4）ISO/TC34/SC5　乳和乳制品（Milk and milk products）技术委员会成立于1970年，拥有30名参与成员和47名观察成员。主要负责乳和乳制品的分析和抽样方法标准化，涵盖从初级生产到消费的乳制品链。截至2024年1月，该技术委员会已发布相关ISO标准185项，另有9项标准正在制定中。

（5）ISO/TC34/SC6　肉类、禽类、鱼类、蛋类及其制品（Meat，poultry，fish，eggs and their products）技术委员会成立于1980年，拥有25名参与成员和45名观察成员。主要负责肉类、禽类、蛋类、鱼类及其产品领域的标准化，涉及对术语、抽样、测试和分析方法、产品规格和包装、储存和运输的要求。截至2024年1月，该技术委员会已发布相关ISO标准24项，另有13项标准正在制定中。

（6）ISO/TC34/SC7　香料、烹饪药草和调味品（Spices，culinary herbs and condiments）技术委员会成立于1981年，拥有15名参与成员和41名观察成员。主要负责香料、烹饪药草和调味品领域的标准化，涉及对术语、取样、测试和分析方法、产品规格、包装、储存和运输要求。截至2024年1月，该技术委员会已发布相关ISO标准80项，另有11项标准正在制定中。

（7）ISO/TC34/SC8　茶（Tea）技术委员会成立于1981年，拥有17名参与成员和28名观察成员。主要负责茶（茶叶）领域的标准化，涵盖不同类型茶叶的成分标准、质量检测方法（包括感官和成分）、良好操作规范（包括运输）等领域，促进国际贸易中茶叶质量的明确，以确保满足消费者对茶叶质量的期望。截至2024年1月，该技术委员会已发布相关ISO标准35项，另有6项标准正在制定中。

（8）ISO/TC34/SC9　微生物学（Microbiology）技术委员会成立于1982年，拥有41名参与成员和26名观察成员。主要负责制定从初级生产阶段到食品和动物饲料产品的食物链微生物分析领域的方法，包括食品生产和处理的环境。截至2024年1月，该技术委员会已发布相关ISO标准98项，另有15项标准正在制定中。

（9）ISO/TC34/SC10　动物饲料（Animal feeding stuffs）技术委员会成立于1980年，拥有25名参与成员和32名观察成员。主要负责动物饲料领域的标准化，包括对术语、取样、质量控制中的测试和分析方法、原料和成品的规范、包装、储存和运输的指南和要求。截至2024年1月，该技术委员会已发布相关ISO标准51项，另有2项标准正在制定中。

（10）ISO/TC34/SC11　动植物油脂（Animal and vegetable fats and oils）技术委员会成立于1978年，拥有30名参与成员和33名观察成员。主要负责对动物、海洋和植物脂肪和油脂的取样和分析方法的标准化，但不包括专门为乳和乳制品开发的分析方法。截至2024年1月，该技术委员会已发布相关ISO标准91项，另有8项标准正在制定中。

（11）ISO/TC34/SC12　感官分析（Sensory analysis）技术委员会成立于1980年，拥有28名参与成员和25名观察成员。主要负责食品感官分析领域的标准化，包括词汇、一般指示、感官分析评估员的选择和培训以及进行不同测试的方法。截至2024年1月，该技术委员会已发布相关ISO标准40项，另有6项标准正在制定中。

（12）ISO/TC34/SC15　咖啡（Coffee）分析技术委员会成立于1980年，拥有21名参与成员和36名观察成员。主要负责咖啡及咖啡产品领域的标准化，覆盖了从生咖啡到咖啡消费的咖啡链标准化，包括对术语、取样、测试方法和分析、产品规格以及包装、储存和运输的要求。截至2024年1月，该技术委员会已发布相关ISO标准29项，另有6项标准正在制定中。

（13）ISO/TC34/SC16　分子生物标记物分析（Horizontal methods for molecular biomarker analysis）方法技术委员会成立于2008年，拥有25名参与成员和21名观察成员。主要负责食品、饲料、种子和其他食品和饲料作物繁殖体的生物分子检测方法的标准化，包括分析核酸的方法［如聚合酶链反应（PCR）、基因型分析和测序］、分析蛋白质的方法［如酶联免疫吸附试验（ELISA）］等以及植物致病菌的品种鉴定与检测。但不包括测定食品微生物的方法。截至2024年1月，该技术委员会已发布相关ISO标准35项，另有10项标准正在制定中。

（14）ISO/TC34/SC17　食品安全管理系统（Management systems for food safety）技术委员会成立于2009年，拥有64名参与成员和39名观察成员。主要负责食品安全管理体系领域的标准化，涵盖从初级生产到消费的食品供应链、人类和动物食品以及动植物繁殖材料。截至2024年1月，该技术委员会已发布相关ISO标准10项，另有9项标准正在制定中。

（15）ISO/TC34/SC18 可可（Cocoa）技术委员会成立于2014年，拥有27名参与成员和30名观察成员。主要负责可可领域的标准化，包括但不限于对术语、抽样、产品规格、测试方法的规定以及分别用于确定可可可持续性和可追溯性的要求和验证标准。截至2023年7月，该技术委员会已发布相关ISO标准6项，另有1项标准正在制定中。

（16）ISO/TC34/SC19 蜂产品（Bee products）技术委员会成立于2017年，拥有35名参与成员和27名观察成员。主要负责蜜蜂产品全流程和流通标准化，包括但不限于产品标准、基本标准、养蜂规范、质量标准、检测方法标准和储运标准。但食品安全标准被排除在外（TC34/SC17已涵盖）。截至2024年1月，该技术委员会已发布相关ISO标准4项，另有3项标准正在制定中。

（17）ISO/TC34/SC20 粮食损失和浪费（Food loss and waste）技术委员会成立于2021年，拥有26名参与成员和31名观察成员。主要负责粮食损失和浪费的标准化，旨在为整个食物链的粮食组织提供一个框架，以积极有效地测量和减少粮食损失和浪费。截至2024年1月，该技术委员会有1项标准正在制定中。

第二节 国际食品法典委员会

国际食品法典委员会（CAC）是由联合国粮食及农业组织和世界卫生组织共同建立的负责执行FAO/WHO联合食品标准计划所有事宜的政府间机构。CAC的宗旨是保障消费者的健康和确保食品贸易的公平。

一、国际食品法典委员会的组织架构

自1961年第11届世界粮食及农业组织大会和1963年第16届世界卫生大会分别通过了创建CAC的决议以来，截至2024年1月，CAC已有188个成员国和1个成员国组织（欧盟）。如图2-2所示，国际食品法典委员会下设执行委员会、秘书处、

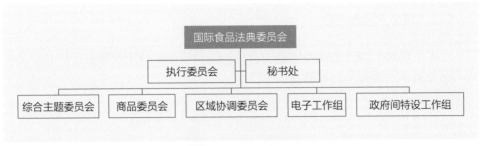

图2-2　CAC组织架构图

10个综合主题委员会、4个商品委员会、6个区域协调委员会、电子工作组和政府间特设工作组。以下重点介绍执行委员会、综合主题委员会和商品委员会。

（一）执行委员会

CAC执行委员会由1名主席、3名副主席、6名区域协调员和7名选自CAC不同地理区域组的区域代表组成。休会期间，执行委员会作为CAC的执行机构。尤其是执行委员会可就CAC的总体方向、战略规划和工作计划向CAC提出建议。执行委员会通过"严格审查"工作建议和监督标准制定进展来协助管理CAC的标准制定计划。执行委员会可酌情设立分委员会，以尽可能高效地履行职责。执行委员会任命食品法典委员会其中1位副主席担任某个分委员会主席。此类分委员会向执行委员会报告。

6个食品法典区域各由一个FAO/WHO区域协调委员会代表。每个区域协调委员会负责确定本区域有关食品标准和食品监管的问题和需求。通过在区域一级的集体工作，各国能够提出食品监管方面的监管问题和难题，以加强食品监管基础工作。区域协调委员会作用如下。

（1）制定标准　可以建议CAC针对本区域关注的产品制定国际标准，包括区域协调委员会认为将来具有国际市场潜力的产品。各区域还可为仅在特定区域内流通或几乎仅在特定区域内进行贸易的食品制定区域标准。

（2）咨询　区域协调委员会可以提请CAC关注CAC工作中对本区域有特殊意义的问题，并促进区域内国际政府组织和非政府组织开展的所有区域食品标准工作的协调。

（3）协调和执行法典标准　这些区域协调委员会发挥区域总体协调作用，解决CAC的要求。他们还需努力促进成员国认可法典标准。

（二）综合主题委员会

CAC下设10个综合主题委员会（表2-2），负责制定适用于所有产品和产品类别的通用标准、指南和操作规范。

表2-2　CAC下设的10个综合主题委员会

缩写	名称
CCCF	食品污染物法典委员会
CCFA	食品添加剂法典委员会
CCFH	食品卫生法典委员会
CCFICS	食品进出口检验和认证系统法典委员会
CCFL	食品标签法典委员会
CCGP	通用原则法典委员会
CCMAS	分析和采样方法法典委员会
CCNFSDU	营养和特殊膳食用食品法典委员会
CCPR	农药残留法典委员会
CCRVDF	食品中兽药残留法典委员会

食品标签法典委员会制定了食品包装营养信息的标准和准则，使消费者能够做出知情的食品选择。食品标签法典委员会的职责范围包括：①起草适用于所有食品的标签规定；②审议、修正（必要时）并认可法典委员会起草的标准、操作规范和准则中对标签的规定草案；③研究CAC指定的具体标签问题；④研究有关食品广告的问题，特别是涉及索赔和误导说明的食品广告问题。

营养和特殊膳食用食品法典委员会应对一系列广泛的食品技术和监管问题，以促进预防营养缺乏症和饮食相关的非传染性疾病。营养和特殊膳食用食品法典委员会的职责范围包括：①研究CAC指定的具体营养问题并就一般营养问题向CAC提出意见；②酌情起草有关所有食品营养方面的一般规定；③制定特殊膳食用食品的标准、准则或相关文本，必要时与其他委员会合作；④审议、修改（必要时）并认可拟纳入法典标准、准则和相关文本的营养方面的规定。

其他委员会的职责范围本书不做介绍。

（三）商品委员会

CAC商品标准规定了近200种贸易产品的物理和化学特性。表2-3所示为CAC中的4个商品委员会。

表2-3　CAC中的4个商品委员会

缩写	名称
CCFFV	新鲜水果和蔬菜法典委员会
CCFO	油脂法典委员会
CCSCH	香料、厨用香草法典委员会
CCFFP	鱼和鱼制品法典委员会

新鲜水果和蔬菜法典委员会（CCFFV）职责包括：①制定适用于新鲜水果和蔬菜的国际标准与操作规范；②必要时与标准制定进程中的其他国际组织进行协商，以避免重复工作。

油脂法典委员会（CCFO）职责包括：制定动物源、植物源和海产油脂，包括人造黄油和橄榄油的国际标准。

香料、厨用香草法典委员会（CCSCH）职责包括：①针对干燥和脱水的香料与厨用植物，包括对其整品、研磨以及挤压或碾压状态制定国际标准；②在标准制定过程中视需要与其他国际组织进行协商，避免工作重叠。

鱼和鱼制品法典委员会（CCFFP）职责包括：制定生鲜、冷冻（包括速冻）或其他加工鱼类、甲壳类和软体类动物制品的国际标准。

二、食品法典

食品法典旨在在国际食品和农产品贸易中给消费者提供更高水平的保护，与每个地方的每个人都息息相关。食品法典涉及的国际食品标准、准则和操作规范有助于提高国际食品贸易的安全性、质量和公正性，使消费者相信他们所购买的食品的质量和安全性，使进口商相信他们所订购的食品符合规定。食品法典的主要目的是保护消费者健康和消除贸易壁垒。

食品法典汇集了全球通过的、以统一方式呈现的食品标准及相关文本。这些食品标准及相关文本旨在保护消费者健康，确保食品贸易公平；颁布食品法典的目的是指导并促进食品定义与要求的制定，推动其协调统一，并借以促进国际贸易。食品法典汇集了国际上面向消费者的各类食品标准。无论是加工、半加工还是未加工食品；供进一步加工成食品的原料也应视必要性包括在内，以实现食品法典的宗旨。食品法典包含对食品卫生、食品添加剂、农药和兽药残留、污染物、标签及其描述、分析与采样方法以及进出口检验和认证等方面的规定。食品法典标准的性质是：法典标准及相关文本不能取代国家立法，也不能作为国家立法的备选方案；法典标准及相关文本包括对食品的各种要求，旨在确保为消费者提供安全健康、没有掺假的食品，并且保证食品的标签及描述正确；所有具体食品的法典标准均应符合法典规定的商品标准格式，并酌情包含其所列内容。

三、食品法典的主题——营养和标签

CAC为近200种食品制定了标准，并在与食品安全、质量和贸易相关的广泛问题上制定了120余项准则和操作规范。食品法典关键问题的工作可对我们所食用食品的安全性产生重大影响。

2016年7月，食品法典委员会第三十九次会议更新了191项商品标准、76项准则、50项操作规范、303种食品添加剂的4037项最大使用限量、294种农药的4846项农药最大残留限量、75种兽药的610项最大残留限量。

截至2024年1月，食品法典共有7大主题：动物饲料、抗生素耐药性、生物技术、污染物、营养和标签、农药、新型冠状病毒肺炎（COVID-19）。以下用营养和标签举例说明。

（一）食品法典在营养和标签中的作用

食品法典就食品构成要求提供指导，使其具有营养安全性。食品法典还就食品的一般标签和生产者在标签上做出健康或营养声称（如"低脂肪"和"高脂肪"等术语）提供了指导。食品法典指导确保消费者了解他们正在购买的食品，并且"食品的营养构成正如标签所述"。

营养与特殊膳食用食品法典委员会应对一系列广泛的食品技术和监管问题，以促进预防营养缺乏症和饮食相关的非传染性疾病。食品标签法典委员会制定了食品包装营养信息的标准和准则，使消费者能够做出知情的食品选择。营养和标签委员会是影响食品系统和就各营养主题达成全球共识的重要工具。

（二）营养和标签相关文本

随着技术的进步，如今食品生产商可生产出很多不同的满足消费者喜好和预期的食品。面对如此多的选择，消费者往往面临着是否明确了解他们购买的食品的信息的问题。食品信息（如营养素和成分）可以帮助消费者在购买食品时做出知情的选择。

与营养和标签相关的食品法典文本共195个，表2-4所示为部分相关食品法典文本。

表2-4　部分营养和标签相关食品法典文本

索引号	标题	委员会	最新修订年份
CXG 2—1985	营养标签准则	CCFL	2021
CXG 9—1987	食品中添加必需营养素的通用原则	CCNFSDU	2015
CXG 23—1997	营养和保健宣称使用准则	CCFL	2013
CXG 32—1999	有机制造食品的生产、加工、标签与营销指导方针	CCFL	2013
CXS 1—1985	预包装食品标识通用标准	CCFL	2018
CXS 53—1981	低钠特殊膳食食品法典标准（包括盐的替代品）	CCNFSDU	2019
CXS 107—1981	食品添加剂销售标识通用标准	CCFA	2016
CXS 118—1979	麸质不耐受人群的特殊膳用食品法典标准	CCNFSDU	2015
CXS 346—2021	非零售食品包装物标签通用标准	CCFL	2021
CXS 150—1985	食用盐法典标准	CCFA	2012
CXS 192—1995	食品添加剂通用法典标准	CCFA	2021
CXS 180—1991	特殊医用食品标签和声称法典标准	CCNFSDU	1991

表2-4未列出的营养和标签相关标准有：大部分谷物、豆类、蔬菜类等的特殊质量指标（水分含量最大值、灰分等）；部分水果类的成熟度指标（干物质含量、总可溶物最低含量、果汁最低含量、糖度等）可通过食品法典查阅。

第三节　联合国粮食及农业组织

　　联合国粮食及农业组织简称"粮农组织"，于1945年10月16日正式成立，是联合国系统内最早的常设专门机构，是各成员国间讨论粮食和农业问题的国际组织，其宗旨是提高人们的营养水平和生活标准，改进农产品的生产和分配，改善农村和农民的经济状况，促进世界经济的发展并保证人类免于饥饿。FAO总部在意大利罗马，有195名成员，包括194个成员国及欧盟，在全世界超过130个国家开展工作。

　　FAO的主要职能包括：①搜集、整理、分析和传播世界粮食及农业生产和贸易信息；②向成员国提供技术援助，动员国际社会进行投资，并执行国际开发和金融机构的农业发展项目；③向成员国提供粮食及农业政策和计划的咨询服务；④讨论国际粮食及农业领域的重大问题，制定有关国际行为的准则和法规，谈判制定粮食及农业领域的国际标准和协议，加强成员国之间的磋商和合作。

　　FAO按专题区分的法定机构包括：家畜生产及卫生、土地及水利开发、农业、商品及贸易、粮食和农业遗传资源、粮食政策和营养、林业、植物生产及保护、渔业等。

　　FAO下设创新办公室（OIN），小岛屿国家、内陆国家和最不发达国家办公室（SOL），应急行动及抵御能力办公室（OER），气候变化、生物多样性及环境办公室（OCB），首席统计师办公室（OCS）和新闻传播办公室（OCC）。与食品相关的司局中心包括渔业及水产养殖业司（NFI）、畜牧生产及动物卫生司（NSA）、粮食及营养司（ESN）和粮食体系及食品安全司（ESF）等。

一、联合国粮食及农业组织下设的与农产品相关的司

（一）渔业及水产养殖业司

　　渔业及水产养殖业司（Fisheries and Aquaculture Division，NFI）与成员及合作伙伴合作，推动水生系统转型，促进水产食物系统的可持续管理，以实现更好

生产、更好营养、更好环境和更好生活。该司要实现"蓝色转型[1]"，水产食物系统对全球粮食安全和营养至关重要，是必不可少的资源，支持人类福祉，维系数十亿人的生活和生计，特别是容易受到贫困和营养不良影响的沿海群体。该司由430多名员工和顾问组成，他们具有广泛的专业知识、跨学科的工作方式，可以在不同主题和交叉领域组成团队，与"蓝色转型"路线图保持一致。该司活动领域包括可持续水产养殖业、可持续渔业、可持续价值链。

（二）畜牧生产及动物卫生司

畜牧生产及动物卫生司（Animal Production and Health Division，NSA）支持成员加强畜牧业对实现可持续发展目标的贡献，因为畜牧业对减少饥饿和贫困尤为有效。该司致力于促进无论规模大小的所有畜牧业生产者参与发展畜牧业，尤其是发展中国家的生产者。该司职能包括：①支持成员发展可持续畜牧业；②保证安全和优质畜产品供应；③促进发展包容、高效的牲畜市场；④提高小农户恢复能力以及政府对疾病或自然灾害导致的畜牧业紧急情况的预防和应对能力；⑤推广维持动物卫生、福利以及畜牧业生产力的最佳做法。该司的活动领域包括动物遗传学、动物卫生、抗微生物药物耐药性、畜牧业与气候变化、牧民、饲料安全、畜牧生产和畜产品、畜牧业紧急情况处理、畜牧业可持续发展。

（三）粮食及营养司

粮食及营养司（Food and Nutrition Division，ESN）负责协调FAO在保护、推行和改善可持续粮食系统方面的工作，以推动健康膳食并改善营养状况，同时主抓农业与营养之间的独特关系。该司与WHO营养和食品安全司共同牵头联合国"2016—2025营养问题行动十年"技术秘书处，同时定期向联合国大会汇报工作。

粮食及营养司通过司长办公室和该司技术小组履行职能。随着2014年第二届国际营养大会（ICN2）的召开和联合国"2016—2025营养问题行动十年"的启动，该司配合FAO与各国、联合国姊妹机构和其他伙伴组织（尤其是WHO）合作，实现可持续粮食系统，推动健康膳食并改善营养状况。该司根据FAO全部五项战略计划履行职责，促进实现各项可持续发展目标。该司主要职能包括：①支

1　蓝色转型：推动水产系统食品系统的持续转型，通过维护水生生态系统健康、减少污染、保护生物多样性和促进社会平等，使可持续水产食品系统成为加强粮食和营养安全以及增进环境和社会福祉的公认解决方案。

持构建和传播关于粮食系统和已证明对营养和健康有积极影响的粮食系统创新实证；②支持政府和发展伙伴决策者制定政策、法律框架和计划，使粮食系统更加关注营养和健康，大规模实施粮食系统相关创新；③改善消费者对于健康膳食的知识和认识；④开发组织和人力资源能力，实施关注营养问题的粮食系统变革；⑤协调利益相关方和粮食系统治理，推动所有粮食系统利益相关方围绕共同的营养议程参与具有包容性和基于实证的对话；⑥利用区域政策和平台强化拓展国家层面的工作。

粮食及营养司的组织架构包括：①司长办公室，负责对该司工作开展行政和战略监督并与WHO协作，协调第二届国际营养大会后续活动和联合国"2016—2025营养问题行动十年"；②营养政策和计划组，该小组负责营养政策和计划，通过多部门政策和计划配合营养问题主流化工作，为决策者提供指导和培训工具；③营养教育和消费者保护组，该小组负责营养教育专业培训，校园食品和营养、食物膳食标准的制定和消费者宣传；④营养评估和科学建议组，该小组负责营养评估，提供人类营养需求建议、科学建议、食品消费数据（通过全球个体食品消费数据工具项目）、食品标签及食品成分数据；⑤市场联系和价值链组，该小组为发展可持续粮食价值链提供指导和工具，推动建设可持续粮食价值链知识平台，开展产品质量与产地和价值链性别问题方面的计划；⑥农产食品业、粮食损失和浪费组，该小组负责减少粮食损失和浪费，并牵头"全球节约粮食倡议"，该小组还负责城市主导型粮食系统和收获后农产食品技术工作，并管理收获后作业平台信息网络开发工作。

二、联合国粮食及农业组织农产品相关数据库及数据系统

（一）FAOLEX数据库

FAOLEX是一个综合性并随时更新的法规与政策数据库，是世界上最大的有关食品、农业和可再生自然资源的国家法律、法规和政策的电子收藏之一。FAOLEX用户可直接访问每个文本的摘要和索引信息，以及包含在数据库中的法规和政策全文。FAOLEX数据库不断被更新（平均每年有8000个新的条目），目前包含40多种语言，来自200多个国家、地区和区域经济一体化组织的法律和政策文件。该数据库包含农业与农村发展、种植植物、环境、渔业、食品与营养、林业、土地和土壤、牲畜、矿产资源和能源、海洋、水资源、野生物种和生态系

统领域的信息。

（二）FAO国际食品数据系统网络（International Network of Food Data System，INFOODS）

根据1983年在意大利贝拉吉奥召开的由30名营养专家组成的国际小组的建议，INFOODS于1984年正式成立，是一个全球食品专家组成的系统网络，旨在改善食物成分数据的质量、及时性、可靠性和鼓励使用食物成分数据。

INFOODS也是一个论坛，可以实现和倡导食品成分相关活动的国际协调和支持，其目标是：①制定判断食物成分数据质量的国际标准；②确定现有的食物成分的有效数据来源；③促进生成、获取和传播关于符合所制定标准的食品、饮料及其成分的新数据；④在世界范围内促进食物成分数据的获取、检索、交换和总体协调。

INFOODS分为几个区域数据中心，并设有全球协调员。在这方面，INFOODS和FAO提供准则、标准、汇编工具、数据库、能力发展工具、政策咨询、宣传工具、技术援助。

会议对用户需求、数据库内容、数据来源、数据库组织和运行、粮食信息系统总体实施和管理结构等进行了详细的需求评估并提供实施建议。INFOODS由若干区域数据中心组成，其中包括区域协调员和国家成员。此外，全球协调员负责监督INFOODS的活动。INFOODS是在联合国大学（United Nations University，UNU）的主持和国际营养基金会（International Nutrition Foundation，INF）的积极参与下建立的。同时，INFOODS也是国际营养科学联合会（International Union of Nutritional Sciences，IUNS）的工作组之一。IUNS、UNU和INFOODS组成的工作组每两年在国际粮食数据会议（International Food Data Conference，IFDC）上举行一次会议，交流信息并指导INFOODS活动数据库规划。

（三）食源性膳食指南数据库

食源性膳食指南（又称膳食指南）数据库旨在为食物和营养、健康及农业领域的公共政策提供依据，并为营养教育计划提供基本内容，从而推广健康的饮食习惯和生活方式。膳食指南针对食物、食物组类和膳食结构提出建议，指出了公众增强全面健康和预防慢性疾病必须获取的营养物质。

通常情况下，膳食指南提出了一系列食品、食品类别和饮食模式的建议，以提供所需的营养，促进整体健康和预防慢性疾病。许多国家正在完善指导方针中处理食物组合（膳食）、饮食方式、食品安全考虑因素、生活方式和可持续性的相关问题，以使指导方针更全面。

（四）FAO/WHO全球个人食品消费数据工具（GIFT）

FAO/WHO全球个人食品消费数据工具（Global Individual Food consumption data Tool，GIFT）平台是一个开放的在线平台，旨在提供关于人们饮食（个人粮食消费数据）的统一数据。该平台是一个不断扩大的数据库，利用现有数据来实现和支持明智的决策，以改善各国粮食和营养政策。FAO/WHO全球GIFT数据库的数据集可以作为微观数据并通过基于网络的平台传播。FAO/WHO的GIFT平台还通过交互式仪表板以可视化方式提供粮食和膳食指标及汇总统计数据。此外，FAO/WHO的GIFT平台还向全球食品安全协作平台（FOSCOLLAB）提供数据，FOSCOLLAB是WHO的一个工具，整合了多种可靠数据来源，以支持食品安全专业人员以及FAO/WHO风险评估流程。这些举措有助于加强营养信息系统，以改进循证决策。

在这一框架内，FAO/WHO的GIFT平台活跃于世界许多国家，支持国家机构、学术界和非政府组织通过本平台分享数据，提供关于数据统一和使用的培训和讲习班，并促进使用个人粮食消费数据为政策和行动提供信息。

第四节 世界卫生组织

世界卫生组织（World Health Organization，WHO）是联合国系统内国际卫生问题的指导和协调机构，总部设置在瑞士日内瓦，只有主权国家才能参加，是国际上最大的政府间卫生组织。WHO于1948年4月7日成立，共有6个区域办事处、150个国家办事处、194个成员国，全球现有7000多名工作人员。WHO的工作领域包括卫生系统、生命全程健康促进，非传染性疾病，传染性疾病，全组织范围服务，防范、监测和应对。WHO的一项核心职能是指导和协调国际卫生工作，目标是为世界各地的人们创造一个更美好、更健康的未来。

WHO下设营养和食品安全司（the Nutrition and Food Safety，NFS），负责处

理食物和不健康饮食中的物理、化学和微生物危害，孕产妇和儿童营养不良，超重和肥胖造成的疾病负担。该司旨在确保通过制定科学的国际食品标准，促进卫生系统中的营养行动，促进可持续粮食生产和消费，改善与成员国、联合国伙伴机构和非国家行为者密切合作，在国际层面监测食品环境和增强消费者权利，监测营养状况，管理食品安全事件。该司的任务是与会员国和合作伙伴合作，确定优先事项，规划、实施、监测和定期评估多部门努力，通过加强卫生系统和建设更好的粮食系统，认识到人类、动物和更广阔环境中的健康相互依存关系。

一、世界卫生组织健康主题下与食品相关的专题

世界卫生组织健康主题按类型分为传染性疾病、非传染性疾病、行为干预、疾病与环境、健康和福祉、人口统计、人类行为、社会政治决定因素、生理干预、损伤、卫生干预措施、卫生系统、物理环境、物质、灾害和其他。其中，与食品相关的专题包括物理环境中的食品安全和人类行为中的营养。

（一）物理环境——食品安全

1. 概述

获取充足、安全和有营养的食物是维持生命和促进健康的关键。含有有害细菌、病毒、寄生虫或化学物质的不安全食品可导致人们发生从腹泻到癌症等200多种不同的疾病。据估计，全世界每年有6亿人因食用受污染的食品而患病，导致42万人死亡，损失3300万健康生命年（伤残调整生命年）。

食品安全、营养和粮食安全是密切相关的。不安全的食品造成疾病和营养不良的恶性循环，尤其影响到婴幼儿、老人和病人。除了促进粮食和营养安全外，安全的粮食供应还可以支持国家经济、贸易和旅游业，促进可持续发展。食品贸易的全球化、世界人口的不断增长、气候变化以及迅速变化的粮食系统都对食品安全具有影响。WHO的目标是在全球和国家层面加强能力以预防、发现和应对不安全食品相关的公共卫生威胁。

2. WHO的应对方案

WHO呼吁对粮食系统进行改革，使全世界人口都能获得安全、健康和可持续生产的食品。WHO通过FAO/WHO食品法典委员会提供科学建议和研究，以帮助制定国际食品安全标准。

WHO在促进投资和协调多部门循证行动方面发挥全球领导作用。这有助于成员国建立强大、可持续和有复原力的国家食品控制系统，平衡包括消费者在内的不同利益相关方之间的责任。为此采取的行动包括：实施WHO《全球食品安全战略（2022—2030）》；监测全球食源性疾病负担并支持各国估算负担；通过FAO/WHO食品控制系统评估工具进行全面评估食品安全，支持加强国家食品控制系统；通过国际食品安全网络帮助落实适当的基础设施以应对食品安全突发事件。

WHO通过其"食品安全五大要点"促进安全的食品处理方法，并通过世界食品安全日和全球食品安全行业交流群与合作伙伴和公众举行会议，倡导推动全球食品安全的优先事项和政策。"食品安全五大要点"包括：①保持清洁；②生熟分开；③做熟；④在安全的温度下保存食物；⑤使用安全的水和食物原料。WHO发布的"食品安全五大要点"中对各个要点的核心内容、原因、操作方法和注意事项进行了详细的解释。

（二）人类行为——营养

1. 概述

营养是健康的关键，好的营养与改善婴儿、儿童和产妇健康，增强免疫系统，更安全的怀孕与分娩，降低非传染性疾病（如糖尿病和心血管疾病）的风险以及长寿息息相关。

各种形式的营养不良对人类健康构成重大威胁。如今，全世界面临着营养不良的双重负担，即营养不足和超重，特别是在低收入和中等收入国家。营养不良有多种形式，包括营养不足（消瘦或发育迟缓）、摄入的维生素或矿物质不足、超重、肥胖以及由此产生的与饮食有关的非传染性疾病。

全球营养不良负担对个人及其家庭、社区和国家发展、医疗造成了严重、持久的影响。

2. WHO的应对方案

根据"2016—2025营养问题行动十年"，WHO利用其召集力，帮助制定、调整和倡导全球营养发展重点和政策，根据强有力的科学和伦理框架制定循证指导方针，支持各国家（地区）采用指导方针和实施有效的营养行动，并监测和评估政策及规划实施情况以及营养结果。

2012年各成员国在世界卫生大会决议中通过的孕产妇和婴幼儿营养全面实施

计划是开展这项工作的框架。消除营养不良行动对于实现《2013—2020年预防控制非传染性疾病全球行动计划》《2016—2030年妇女、儿童和青少年健康全球战略》以及《2016年终止儿童肥胖委员会的报告》《2030年可持续发展议程》中与饮食有关的目标也至关重要。

2018年5月，世界卫生大会批准了指导WHO 2019—2023年工作的《第十三个工作总规划》。《第十三个工作总规划》将减少盐/钠摄入量和从食品供应中消除工业生产的反式脂肪酸定为WHO为实现确保健康生活和增进各年龄段人福祉的目标而应采取的重点行动。

二、世界卫生组织开发的食品安全协作平台

食品安全协作平台（Food safety collaborative platform，FOSCOLLAB）由WHO开发，旨在提供有关食品和化学品风险的数据和报告。该平台整合了JECFA数据库、JMPR数据库、GEMS/食品污染物数据库、FAO/WHO慢性个体食品消费数据库（Chronic Individual Food Consumption Database，CIFOCOss）、WHO合作中心数据库和其他联合国组织的数据。

通过整合多个可靠数据源，FOSCOLLAB有助于及时获取访问关键数据来源的挑战，使食品安全专业人员和官方能够更好地进行风险评估和决策。

该平台包含两大内容：①"数据分析"（Data Analysis），其中包含风险评估报告、规格以及食品消费和食品污染数据分析；②"原始数据和摘要统计"（Raw Data & Summary Statistics），允许用户浏览和下载食品污染的原始数据和食品消费的汇总统计数据。

第三章

美国农产品品质评价与分等分级

第一节 美国农产品食品相关机构及农产品分等分级方法

一、美国农产品食品相关机构

（一）美国农业部

美国联邦政府设有美国农业部（United States Department of Agriculture，USDA）来对其农业进行管理，其主要职能包括监督和指导农业生产，负责营养教育以及食品援助计划、通过检验和分级负责畜产品的卫生安全、农业教育、科研和推广等8个方面，并且由各职能机构对应的业务局进行管理。USDA下设农业研究服务局，主要从事农业技术方面的研究开发和服务，开展关系人类健康的农业生产、加工和营养方面的研究，负责农产品分级、检验和出证等方面的工作。

美国食品安全检验局（Food Safety and Inspection Service，FSIS）是USDA下属机构，通过确保肉类、家禽和蛋类产品标签安全、健康和正确来保护公众健康。其核心价值包括：①责任，履行监管使命并为公众服务；②协作，积极促进和鼓励机构内部及合作伙伴的合作，旨在预防疾病和保护公众健康；③授权，机构员工有权获得必要的培训、工具和方法，以制定和执行保护公众健康和促进食品安全的知情决策；④以解决方案为导向，FSIS致力于部署有效的、基于证据的解决方案，以确保美国的食品供应安全。

USDA下属的农业科学研究院（Agricultural Research Service，ARS）是USDA的主要科学内部研究机构，主要工作内容是找到方法解决每天从田间到餐桌影响美国人的农业问题，进而为全球农业问题提供科学解决方案。其核心价值是科学卓越、创造力、创新、诚信、领导力、协作、问责制、公开透明、多样性、尊重、包容和公共服务，致力于为美国农民、生产者、工业和社区提供尖端的科学工具和创新解决方案，以支持全民营养和福祉，维持美国的农业生态系统和自然资源平衡，确保美国农业的经济竞争力和卓越性。

（二）美国卫生与公众服务部

美国卫生与公众服务部（U. S. Department of Health and Human Services，HHS）是维护美国公民健康，提供公共服务的联邦政府行政部门，其中一项主要工作就是为没有能力治疗的人群提供医疗保障服务。其使命是通过为人类提供有效的健康服务，以及促进医学、公共卫生和社会服务基础科学的健全、持续进步，从而提高美国全民的健康和福祉。HHS下设美国食品药品监督管理局（Food and Drug Administration，FDA）、疾病预防和控制中心（Centers for Disease Control and Prevention，CDC）、美国国立卫生研究院（National Institutes of Health，NIH）等部门。

FDA由美国国会及联邦政府授权，是专门从事食品与药品药理方面的最高执法机关，主要职责是确保人类、兽药、疫苗和其他供人使用的生物制品以及医疗设备的安全性、有效性，保护和促进公众健康，为美国提供安全有效的食品、化妆品、膳食补充剂、医疗产品，以及进行烟草制品管制。

CDC是公共卫生服务的一部分，是美国领先的基于科学数据驱动的服务组织，通过在预防和控制疾病和其他可预防疾病以及应对公共卫生紧急情况方面提供指导来维护国家的公共卫生。CDC的使命是"拯救生命，保护人民"。

NIH也是公共卫生服务的一部分，是美国最高水平的主要医学与行为学研究机构，支持实验室或诊所进行生物医学和行为研究，培训有前途的年轻研究人员，并促进收集和分享医学知识。NIH的使命是寻求有关生命系统的性质和行为学研究的基本知识，并将这些知识应用于增强健康、延长寿命、减少疾病和残疾等方面。

二、美国农产品分等分级评价方法

USDA提供的农业营销服务局（Agricultural Market Service，AMS），为美国食品、纤维和特种作物生产商创造了国内和国际营销机会，并确保为全国和世界各地的消费者提供健康的食品。AMS通过联邦规则制定过程标准和要求，其管理的项目能够高效、公平地营销美国农产品。

AMS网站主页中还包括等级与标准服务，美国农业部等级盾牌、官方印章和标签是美国农产品质量和完整性的信誉象征。杂货店、军事机构、餐馆甚至外国政府等买家使用质量等级作为共同的"参考术语"，使交易变得更容易。美国农业部等级盾牌、官方印章和标签向消费者确保证，他们购买的产品已经过高等分级师和审核员的严格审查，这些审查遵循由美国农业部AMS制定、维护并解释的官方等级标准和流程标准。

此外，美国FDA颁布的《美国食品法典》代表了美国FDA对统一规定体系的最佳建议，该体系旨在解决零售和食品服务中出现的食品安全和保护问题。相关益处包括：①减少食品机构内的食源性疾病风险，保护消费者和行业免受潜在健康问题和经济损失；②统一零售食品安全标准，更好地确保合规性；③减少建立食品安全标准的冗杂过程；④建立更加标准的食品机构检查和审计方法。

第二节　美国农产品分等分级

FDA管理除肉类和禽类以外在美国境内销售的食品、瓶装水和酒精含量小于7%（体积分数）的葡萄酒饮料。美国食品安全检验局（FSIS）监管肉类、禽类和蛋类产品。

农业营销服务局对牛肉、乳制品、水果、蔬菜、水产品、粮食、鸡蛋、棉花、羊肉等多种农产品的等级和分级标准进行了详细解释。

一、牛肉

（一）牛胴体

美国牛胴体等级分级如下。

1. 等级1

等级1的牛胴体通常在肋骨、腰部、臀部上只有一层薄薄的外部脂肪，在侧面或乳房上有轻微的脂肪沉积，在外侧以及肩膀和颈部的顶部有一层非常薄的脂肪。大部分肌肉通常通过胴体脂肪可见。肋眼上脂肪约占20%，肾脏脂肪、骨盆、心脏脂肪占胴体质量的1.5%。

2. 等级2

等级2的牛胴体几乎完全被脂肪覆盖，但透过外侧、肩部顶部和颈部的脂肪可以清楚地看到瘦肉。腰部、肋骨通常有一层略薄的脂肪，臀部、臀部的脂肪通常略厚。侧翼或乳房通常有少量脂肪沉积。肋眼上脂肪约占总脂肪的50%，肾脏、骨盆和心脏脂肪占胴体质量的2.5%。

3. 等级3

等级3的牛胴体通常完全被脂肪覆盖，瘦肉只能通过颈部和外侧的脂肪看到。腰部、肋骨通常有一层稍厚的脂肪，臀部上的脂肪为中等厚度。侧翼或乳房有稍大的脂肪沉积。肋眼上脂肪约占70%，肾脏、骨盆和心脏脂肪占胴体重量的3.0%。

4. 等级4

等级4的牛胴体通常完全被脂肪覆盖。唯一可见的瘦肉是小腿外侧的瘦肉。腰部、肋骨通常有一层中等厚度的脂肪，臀部的脂肪通常很厚。侧翼或乳房通常有大量脂肪沉积。肋眼上脂肪约占90%，肾脏、骨盆和心脏脂肪占胴体重量的3.5%。

5. 等级5

与等级4的牛胴体相比，等级5的牛胴体在所有部位上都有更多的脂肪，肋眼面积更小，肾脏、骨盆和心脏脂肪更多。

（二）育肥母牛胴体

育肥母牛胴体分为6个等级，分别为1级、2级、3级（标准级）、4级（商业级）、5级（分割牛肉级）、6级（罐头级）。

1. 1级

年轻的1级育肥母牛胴体下巴骨和胸椎末端的软骨略带红色，完全骨化，骶椎完全融合，腰椎末端的软骨几乎完全骨化。肋骨稍宽略平，肋眼肌呈浅红色，质地细腻，大理石花纹丰富，肋眼肌具有一定的强度。

老年的1级育肥母牛胴体下巴骨呈红色，胸椎末端的软骨部分骨化，骶椎完全融合，腰椎末端的软骨完全骨化，肋骨的切割面纹理趋于细腻，大理石花纹更为丰富，肋眼肌结实。

2. 2级

年轻的2级育肥母牛胴体胸椎末端的下巴骨和软骨略带红色和略软，有一些骨化迹象，骶椎完全融合，腰椎末端的软骨几乎完全骨化。肋骨略宽略扁平，肋眼肌呈中度浅红色，质地细腻，有少量的大理石花纹，肋眼肌略微柔软。

老年的2级育肥母牛胴体下巴骨呈红色，胸椎末端的软骨部分骨化，骶椎完全融合，腰椎末端的软骨完全骨化，肋骨的切割面纹理趋于细腻，有少量大理石花纹，肋眼肌略微坚硬。

3. 3级（标准级）

年轻的3级育肥母牛胴体下巴骨和胸椎末端的软骨略带红色和略软，有一些骨化迹象，骶椎完全融合，腰椎末端的软骨几乎完全骨化，肋骨略宽略平，肋眼肌略呈暗红色，质地细腻，几乎没有大理石花纹，肋眼肌柔软。

老年的3级育肥母牛胴体下巴骨呈红色，胸椎末端的软骨部分骨化，骶椎完全融合，腰椎末端软骨完全骨化，瘦肉的切割面质地适中细腻，几乎没有大理石花纹，肋眼肌柔软。

4. 4级（商业级）

商业级育肥母牛胴体下巴骨和胸椎末端软骨几乎完全骨化，软骨轮廓清晰可见，肋骨适度宽平，肋眼肌呈中度暗红色，质地略粗糙，有少量大理石花纹，肋眼肌结实。

5. 5级（分割牛肉级）

用于分割切块的育肥母牛胴体下巴骨略带红色，胸椎末端的软骨有一些骨化迹象。骶椎完全融合，腰椎末端的软骨几乎完全骨化。肋骨略宽略平，肋眼肌呈略微暗红色，质地细腻，没有大理石花纹，肋眼肌非常柔软。

6. 6级（罐头级）

年轻的罐头级育肥母牛胴体下巴骨和胸椎末端的软骨略带红色和略软，有一些骨化迹象。此外，骶椎完全融合，腰椎末端的软骨几乎完全骨化。肋骨略宽略平，肋眼肌略呈暗红色，质地细腻，几乎没有大理石花纹，肋眼肌柔软。

老年的罐头级育肥母牛胴体下巴骨呈红色，胸椎末端的软骨部分骨化。骶椎完全融合，腰椎末端软骨完全骨化，肋骨的切割面质地适中细腻，几乎没有大理石花纹程度，肋眼肌柔软。

（三）屠宰牛胴体

屠宰牛分为3级，分别为最低等级、良好等级和标准等级。

1. 最低等级

最低等级的屠宰牛胴体往往全身肌肉略厚，它们的背部和腰部略宽，脖子略长而细。腰部、臀部平坦，肩膀和臀部适度整齐。背部、腰部和上肋骨上有一层薄薄的脂肪。牛腩、后腹或乳房往往饱满。

2. 良好等级

良好等级的屠宰牛胴体往往全身肌肉稀薄，它们的背部、腰部和臀部较窄，臀部和肩膀突出。背部和腰部有一层非常薄的脂肪覆盖物，皮肤紧绷，小块骨头清晰可见，棱角分明。

3. 标准等级

标准等级的屠宰牛胴体往往全身肌肉非常薄，背部、腰部和臀部非常狭窄，臀部和肩膀非常突出。身体的任何部位几乎没有脂肪，皮厚且紧绷，骨头和关节清晰可见。

（四）犊牛胴体

犊牛胴体分为3级，分别为最低等级、良好等级和标准等级。

1. 最低等级

最低等级的犊牛胴体往往肉质略薄，没有丰满的迹象。腰部、背部和腿部略薄，平坦。肩膀和乳房略薄。

2. 良好等级

良好等级的犊牛胴体有棱角且狭窄。它们的肉很薄，腿细呈锥形，略凹。腰部和背部凹陷。肩膀和乳房很薄。

3. 标准等级

标准等级的犊牛胴体相对宽阔，形体棱角分明。它们的肉很薄，腿很细，适度凹陷。腰部和背部非常凹陷。肩膀和乳房很薄。

二、乳制品

（一）干酪

干酪分为特级、标准等级和商业等级。

1. 特级

特级干酪的味道令人愉悦，几乎无不良风味。质地均匀，从干酪中抽取的样品坚固且足够紧实。纹理细腻，表面平整，外观具有光泽。

2. 标准等级

标准等级的干酪味道整体令人愉悦，可以有少量发酵过程中的不良气味。质地相对均匀，从干酪中抽取的样品质地基本致密，成型。纹理不做严格规范，表面基本平整，具有一定的光泽度。

3. 商业等级

商业等级的干酪在一定程度上具有某些风味缺陷。质地疏松，从干酪中抽出的取样塞可能会黏附一些不成型且松散的干酪块。不对该等级干酪的纹理、表面平整度、外观、表面光洁度等做出规定。

（二）黄油

黄油分为3级，分别为AA级、A级、B级，所有等级的黄油均应不含异物和可见霉菌。

1. AA级

AA级黄油具有细腻而令人愉悦的黄油风味，可能具有轻微饲料和成熟中自然产生的味道。它由天然来源的动植物甜奶油制成，添加少量或不添加额外发酵剂。各添加剂含量在美国食品添加剂添加限量的1/2以内。

2. A级

A级黄油具有令人愉悦和理想的黄油风味。可能略微具有以下一种风味：酸味、陈年味、苦味、贮藏味，可能在一定程度上具有饲料和成熟过程中产生的风味。

3. B级

B级黄油具有令人愉悦的黄油风味。可能具有以下任何一种杂味：麦芽味、霉味、添加剂味、烧焦味、器皿味、杂草味、乳清味。在一定程度上可能具有以下任何一种风味：酸性、陈年味、苦味、贮藏味、旧奶油味。

（三）脱脂乳粉

脱脂乳粉是从牛乳中去除脂肪和水分而产生的产品，其乳糖、牛乳蛋白和牛乳矿物质的相对含量与新鲜牛乳相同。脱脂乳粉水分含量不得超过5%（质量分数）、脂肪含量不得超过20%（质量分数）。

脱脂乳粉分为特级和标准级。

1. 特级

特级脱脂乳粉应满足：①香味，未复溶乳粉以甜味为主，可以添加甜味剂，可能具有白垩味、饲料味、焦味；②外观，具有均匀的白色至浅奶油色，没有结块，复溶产品无颗粒感；③微生物指标，每克标准板计数不超过50000个；④乳脂肪含量，不超过1.25%（质量分数）；⑤水分含量，不超过4.0%（质量分数）；⑥烧焦颗粒含量，不超过22.5mg；⑦溶解度，不超过150g/L；⑧可滴定酸度，不超过0.15%。

2. 标准级

标准级脱脂乳粉应满足：①香味，有相当理想的风味，但可能具有苦味、氧化味、陈旧味、贮藏和器皿味、白垩味、烧焦味；②外观，具有轻微的不自然颜色，没有结块，复溶产品有少量颗粒感；③微生物指标，每克标准板计数不超过100000个；④乳脂含量，不超过1.50%（质量分数）；⑤水分含量，不超过5.0%（质量分数）；⑥烧焦颗粒含量，不超过32.5mg；⑦溶解度，不超过150g/L；⑧可滴定酸度，不超过0.17%。

三、水果

AMS为水果提供了描述市场上商品质量和条件的统一标准。以苹果、杏和香蕉举例说明。

（一）苹果

苹果分为特级和标准级。

1. 特级

特级苹果成熟但未过熟、干净、形状相当好，没有腐烂、内部褐变、内部分解、软烫伤、结痂、冻伤。苹果也没有瘀伤、表面变色、晒伤或喷雾灼伤、摩擦伤、冰雹、干旱斑点、疤痕、疾病、昆虫或其他损害。

2. 标准级

标准级苹果成熟但未过熟，未严重变形，无腐烂、内部褐变、内部分解、软烫伤和冻伤。苹果也没有污垢或其他异物、破皮、瘀伤、表面变色、晒伤或喷雾灼伤、冰雹、干旱斑点、疤痕、茎或花萼裂疾病、昆虫或其他严重损害。

（二）杏

美国杏分等分级主要考虑：①外观质量，包括果皮颜色、光洁度、有无缺陷等；②大小，不同等级的杏大小有一定标准，通常根据大小来划分等级；③重量，重的杏通常更成熟、口感更好；④甜度，高甜度的杏更受消费者欢迎；⑤酸度，酸度适中的杏口感更好。

具体的分级标准可能因地区和品种而异，但一般来说，美国市场上的杏主要分为以下等级。

（1）特级（Extra）　这是最高级别的杏，果实大、外观漂亮、甜度高、酸度适中。

（2）一级（Number One）　这一级别的杏质量也很高，但可能稍逊于特级。

（3）二级（Number Two）　这一级别的杏质量一般，但仍然适合食用。

（4）三级（Number Three）　这是最低级别的杏，果实小、外观不佳、甜度和酸度都较低。

（三）香蕉

美国的香蕉分等分级主要考虑：①外观质量，果皮颜色、光洁度、有无缺陷等；②重量，不同等级的香蕉重量有一定标准，通常根据重量来划分等级；③成熟度，通过观察香蕉的颜色、硬度、味道等方面来判断其成熟度。

具体的分级标准可能因地区和品种而异，但一般来说，美国市场上的香蕉主要分为以下等级。

（1）优质精选（Select）　这是最高级别的香蕉，通常用于制作新鲜水果沙拉或其他需要高质量水果的食品。

（2）优质（Premium）　这一级别的香蕉质量也很高，但可能稍逊于优质精选。

（3）良好（Good）　这一级别的香蕉质量一般，但仍然适合食用。

（4）普通（Standard）　这是最普通的级别，通常用于制作烘焙食品或用于其他需要大量香蕉的情况。

四、蔬菜

农业营销服务局为蔬菜提供了描述市场上商品质量和条件的统一标准。表3-1所示为蔬菜准入市场的最低标准。

表3-1　蔬菜准入市场最低标准

产品名称	外观质量	大小	成熟度
菠菜（Spinach）	叶片颜色鲜绿，无黄叶、枯叶和病虫害现象	叶片大小均匀，茎秆粗壮	叶片厚实，色泽鲜绿，无抽薹和开花现象
生菜（Lettuce）	叶片绿色、完整、无病虫害现象	叶片大小均匀，茎秆粗细适中	叶片脆嫩，无黄叶和老叶
甜菜根（Beets）	根茎颜色鲜艳，无裂痕、病虫害和腐烂现象	根茎粗细均匀，长度适中	根茎脆嫩，无木质化现象
胡萝卜（Carrots）	直根形状完整，无裂痕、病虫害和腐烂现象	直根粗细均匀，长度适中	直根表面光滑，无木质化现象
青豆（Green Beans）	豆荚颜色鲜绿，无病虫害和豆粒脱落现象	豆荚粗细均匀，长度适中	豆荚脆嫩，无纤维化和老化的现象

五、水产品

农业营销服务局为水产品提供了描述市场上商品质量和条件的统一标准。表3-2所示为水产品准入市场的最低标准。

表3-2　水产品准入市场最低标准

产品名称	外观质量	新鲜度	大小和重量	脂肪含量	食品安全
鲑鱼	鱼体颜色鲜艳，无破损、出血和污染	肉质紧密、无异味，鳃色鲜艳	根据不同品种和等级，有不同的重量和长度要求	不同等级的鲑鱼脂肪含量不同，影响口感和营养价值	符合FDA的食品安全标准
龙虾	甲壳完整、无破损，触角和足部灵活	肉质紧密、无异味，色泽鲜艳	根据不同等级，有不同的重量和长度要求	不同季节的龙虾口感和品质不同	符合FDA的食品安全标准
扇贝	贝壳完整、无破损，肉质饱满	肉质紧密、无异味，色泽鲜艳	根据不同等级，有不同的重量和大小要求	不同季节的扇贝口感和品质不同	符合FDA的食品安全标准
大虾	虾体完整、无破损，色泽鲜艳	肉质紧密、无异味，弹性好	根据不同等级，有不同的重量和长度要求	不同季节的虾口感和品质不同	符合FDA的食品安全标准
海鲈鱼	鱼体完整、无破损，鳞片光滑	肉质紧密、无异味，色泽鲜艳	根据不同等级，有不同的重量和长度要求	不同季节的鲈鱼口感和品质不同	符合FDA的食品安全标准

六、粮食

（一）大米

美国大米分等分级主要考虑：①品种，不同品种的大米在口感、营养价值等方面存在差异，因此根据品种进行分等分级；②加工精度，大米的加工精度不同，会影响其口感和外观，因此根据加工精度进行分等分级；③杂质含量，大米中的杂质会影响其品质和口感，因此根据杂质含量进行分等分级；④水分含量，大米的水分含量会影响其保存和口感，因此根据水分含量进行分等分级。

具体的分等分级标准可能因地区和品种而异，但一般来说，美国市场上的大米主要分为以下等级。

（1）优质（Extra Fancy）　这是最高级别的大米，通常用于制作高档食品或出口到其他国家。

（2）一级（Fancy）　一级大米质量也很高，但可能稍逊于优质大米。

（3）良好（Good）　良好大米质量一般，但仍然适合食用。

（4）普通（Standard）　这是最普通的大米，通常用于制作日常食品或用于其他用途。

需要注意的是，这些分级标准可能会因地区、品种和年份等因素而有所变化，因此最好直接参考当地的分级标准或咨询当地经销商来获取最准确的信息。

（二）小麦

美国小麦分等分级主要考虑：①品种，不同品种的小麦在品质、产量等方面存在差异，因此根据品种进行分等分级；②生产季节，不同季节生产的小麦品质和产量也存在差异，因此根据生产季节进行分等分级；③蛋白质含量，蛋白质含量是衡量小麦品质的重要指标之一，因此根据蛋白质含量进行分等分级；④加工适用性，不同等级的小麦在加工适用性方面存在差异，因此根据加工适用性进行分等分级。

具体的分等分级标准可能因地区和品种而异，但一般来说，美国市场上的小麦主要分为以下等级。

（1）优质小麦（Quality Wheat）　优质小麦是最高级别的小麦，通常用于制作高档食品或出口到其他国家。

（2）一级（Number One）　一级小麦品质也很高，但可能稍逊于优质小麦。

（3）良好（Good） 良好小麦品质一般，但仍然适合食用。

（4）普通（Standard） 这是最普通的小麦，通常用于制作日常食品或其他用途。

需要注意的是，这些分级标准可能会因地区、品种和年份等因素而有所变化，因此最好直接参考当地的分级标准或咨询当地经销商来获取最准确的信息。

七、鸡蛋

美国鸡蛋的分等分级主要基于鸡蛋的品质和重量。①品质：鸡蛋的品质主要包括蛋壳的完整性和清洁度、蛋白的稀稠度和蛋黄的颜色等。品质好的鸡蛋蛋壳完整、清洁度高，蛋白稠度适中、蛋黄颜色鲜艳。②重量：鸡蛋分等分级的重要依据之一。一般来说，单个鸡蛋重量越大，鸡蛋价值越高。

美国鸡蛋分为5个等级。

（1）AA级 AA级鸡蛋是最高等级的鸡蛋，品质最好。鸡蛋的重量、蛋壳颜色、清洁度和完整性都符合严格的标准。蛋黄颜色鲜艳，蛋白稠度适中，口感新鲜美味。这种等级的鸡蛋通常用于高档餐厅和食品加工。

（2）A级 A级鸡蛋品质也非常好，但与AA级相比稍有差异。鸡蛋的重量、蛋壳颜色、清洁度和完整性符合标准。蛋黄颜色鲜艳，蛋白稠度适中。这种等级的鸡蛋通常用于超市和家庭消费。

（3）B级 B级鸡蛋品质相对较好，但可能在蛋壳、清洁度或蛋黄颜色等方面存在一些小问题。鸡蛋的重量符合标准，蛋白稠度适中。这种等级的鸡蛋通常用于一般超市和家庭消费。

（4）C级 C级鸡蛋品质一般，可能存在一些问题，如蛋壳破损、蛋黄颜色不鲜艳等。但这种等级的鸡蛋通常仍可食用，只是品质和口感可能不如前几个等级。

（5）未分级 未分级的鸡蛋没有达到上述任何等级标准，品质较差，不建议食用。

八、棉花

美国棉花分等分级标准是美国农业部制定的一项专门针对美国棉花市场的品质控制标准。该标准对美国棉花的品质、色泽、杂质等方面进行了详细的规定，以确保棉花的品质和一致性，同时满足纺织品制造和其他工业用途的需求。

（一）棉花品质分等分级标准

美国棉花分等分级标准主要有色泽等级和品质等级两方面。

1. 色泽等级

根据棉花的颜色、光泽等外观特性，可以将棉花划分为不同的色泽等级。美国棉花分为白棉、淡点污棉、点污棉、淡黄染棉和黄染棉5个类型，每个类型又根据颜色的差异分为不同的等级。色泽等级的划分对于棉花的外观和纺织品制造具有重要意义，因为不同色泽的棉花在纺织品制造中会产生不同的染色效果和织物性能。

2. 品质等级

美国根据棉花的纤维长度、强度、细度等内在品质特性，将棉花划分为不同的品质等级。美国棉花的品质等级分为特长级、长级、中长级、短级和级外5个级别，每个级别又根据纤维品质特性的差异分为不同的子级别。品质等级的划分对于纺织品制造和其他工业用途具有重要意义，因为不同品质等级的棉花在纺织和其他工业应用中会产生不同的性能和效果。

（二）棉花分等分级标准的实施

美国棉花分等分级主要包括以下步骤。

（1）实验室测试　实验室对棉样进行各项品质和色泽的测试，以确定其等级和类型。测试项目包括纤维长度、强度、细度、含杂、色泽等。

（2）实物标准比对　将测试结果与实物标准进行比对，以确定棉花的等级和类型。实物标准是由美国农业部制定的标准样品，用于比对和确定棉花等级。

（3）证书出具　经过测试和比对后，出具美国棉花分等分级证书，证明该批棉花符合美国农业部的标准规定。该证书作为国际贸易中买卖双方结算货款的依据，具有法律效力。

九、羊肉

美国羊肉通常根据胴体大小、背部膘厚和外观品质等分等分级。

（1）特级　肌肉非常发达，骨骼不外露，全身覆盖丰厚的脂肪。特级羊肉极为罕见，肉质、口感和营养价值都是最高的，是顶级的美食佳品。

（2）一级　肌肉发育好，骨骼不外露，全身覆盖脂肪，肩、颈部附有较薄的脂肪层。这种羊肉的肉质鲜嫩，口感细腻，是高品质的羊肉。

（3）二级　肌肉发育较好，骨骼外露不明显，肩胛骨稍突出，除肩部外整个胴体覆盖脂肪。二级羊肉的肉质较一级稍差一些，但仍然具有良好的口感和营养价值。

（4）三级　肌肉不够发达，仅脊椎骨外露有突起，腰部及肋部脂肪少。三级羊肉的肉质较二级稍差，但仍然可以用于烹饪，只是口感和营养价值相对较低。

（5）四级　肌肉不发达，骨骼明显外露，胴体表面有薄层脂肪或无脂肪分布。这种羊肉的肉质较差，口感和营养价值都不高，一般只用于制作羊肉制品。

第三节　美国食品农产品相关标签标识

美国建立了比较完善的食品标签法规体系，包括食品过敏原标签和消费者保护法案、美国法典（合理包装和标签法、联邦食品药品和化妆品法、禽类产品检验法、肉类产品检验法、蛋类产品检验法、联邦酒类管理法）和联邦法典（食品标签、葡萄酒标签和广告、蒸馏酒标签和广告、麦芽酒标签和广告、酒类标签标示程序、酒精饮料健康警示声明）。食用农产品营养标签适用的法规主要有：《联邦食品、药品和化妆品法》（*Federal Food，Drug and Cosmetic-Act*）、《联邦法规》（*Code of Federal Regulations*，CFR）CFR21.101、《营养标签与教育法》（*Nutrition labeling and Education Act*，NLEA，1990）、《联邦食用肉检查法》（*Federal Meat Inspection Act*）、《联邦家禽产品检查法》（*Poultry Products Inspection Act*）、《联邦蛋产品检查法》（*Egg Products Inspection Act*）、《联邦法规》9CFR317，包含对食用肉、家禽产品、蛋产品的标签要求。

《联邦食品药品和化妆品法》是食品安全的基础性法规，对食品标签作出了多项规定，新鲜水果和蔬菜免除该法规中的任何标签要求。其余法规对食品营养标签的某些内容做了更详细的规定。《联邦法规》第21章第101条食品标签部分（CFR21.101）要求食品标签需标注的内容有：食品名称、净含量和沥干物质量规定、配料表、食品过敏原标签、营养标签、声称、名称和产地要求、原产国要求、其他。生鲜农产品（通常指新鲜水果和蔬菜）可获得豁免标注食品过敏原标签；新鲜农产品和海产品可豁免标注营养标签。本节对FDA食品营养标签进行详细的介绍。

一、FDA食品营养标签

（一）食品"营养标签"要求

1. 特色标识

所有食品标签都必须有特色标识，即产品名称，优先使用产品的通用名称。产品名称必须在主展示面或替代主展示面上。特征说明必须使用醒目的印刷字体和字号，如使用粗体和黑色字体，是主要展示方面最重要的特征之一。

产品有特色声明的特定标准，这是特定的命名标准。特定声明标准定义了命名特定产品时必须遵循的标准。

2. 营养成分表

FDA要求在食品标签上打印营养成分表。营养成分表包括食用分量、热量、脂肪含量、盐、蛋白质和其他产品成分。FDA制定了营养成分表的格式，从内容的顺序到大小，格式决定了整个成分表如何配置。营养成分表应当与成分表、产品名称、生产地址、包装商和经销商一起印制在产品标签的主要展示面或信息面上，且营养成分表尽量印在消费者容易看到的备用主展示面上。

3. 标明产品中含有的各成分

FDA要求食品或饮料中含有的各成分在标签上按照含量降序排列。除非另有规定，记载的成分必须使用其通用名称或常用名称。例如，"sucrose"（蔗糖）通常称为"sugar"（糖）。无论含量多小，都必须在成分表中注明过敏原。没有标明过敏原的产品将被FDA要求召回。通常食物过敏原包括牛乳、鸡蛋、鱼类、贝类、坚果、小麦、花生、大豆。

4. 必须用英语标示

FDA要求用英语标示所需的信息、说明等。如果标签包含英语以外的其他语言，则应用双语。

5．不得有不适当的声明

FDA对产品的说明要求很严格。有些说明只要符合一定的标准就可以，有些则需要通过FDA的评价。

（二）食品"营养标签"更新细则

2022年9月28日，FDA更新了包装食品和饮料上的营养标签（图3-1）。FDA要求根据最新的科学信息，新的营养研究和公众的意见更改营养标签。这是该标签20多年来的首次重大更新。新的营养标签包括以下更新。

（1）更新的设计突出了"热量"和"份量"，这是做出明智食物选择的两个重要因素。营养标签上列出的营养信息通常是基于一份食物；然而，有些也可能显示整包的信息，即一包食品可能包含不止一份。自1993年发布上一次份量要求以来，人们"吃什么"和"喝多少"已经发生了变化。《营养标签和教育法》要求份量应基于人们实际吃的东西的多少来定量。

（2）标示"添加糖"的量（g）和每日需求量百分比，以帮助消费者了解产品中添加了多少糖。如果消费者从添加糖中摄入超过每日总热量10%的热量，则很难在保持热量限制的同时满足营养需求，这与《2015—2020年美国居民膳食指南》中的科学证据一致。

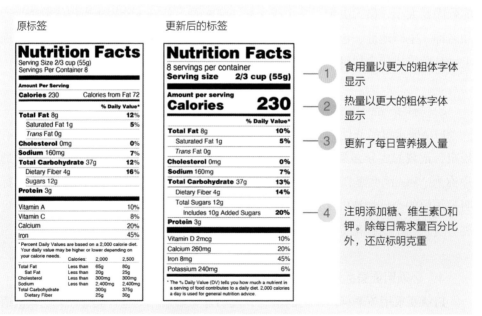

图3-1　FDA食品营养标签图

（3）更新了钠、膳食纤维和维生素D等营养素的每日摄入量，符合医学研究所和《2015—2020年美国居民膳食指南》的建议。明确微量元素的每日摄入量上下限，即超过20%为过量，低于5%为不足。

（4）必须声明维生素D、钙、铁和钾的每日摄入量百分比以及实际含量。其他维生素和矿物质的含量可以自愿声称。

（5）"脂肪热量"被去除，因为研究表明脂肪的类型比热量对健康更重要。"总脂肪""饱和脂肪""反式脂肪"仍需标注。

（6）添加缩写脚注，以更好地解释每日需求量百分比。

二、生鲜蔬果的PLU码

（一）来历

价格查询代码（Price Look-Up Codes，PLU码）是由美国生鲜产品运销协会（the Produce Marketing Association，PMA）开创制定的。美国所有的市售商品除生鲜果蔬外均被纳入标准化的条形码系统（Bar code），但生鲜蔬果品种繁多又进货频繁，一直缺乏系统的营销信息系统。因此，PMA于1990年为生鲜蔬果开发了一套标准化的四位数编码系统PLU码，作为零售业者发展数据库的基础并为产品确定符合实质价值的价位。在执行上则是由PMA下辖的生鲜电子辨识评议会（Produce Electronic Identification Board，PEIB）负责编码与授码事项。

（二）核发单位

PLU码核发单位为国际农产品标准联合会（the International Federation for Produce Standards，IFPS），是一个成立于2001年的全球性的水果和蔬菜协会联盟，该机构的网站上也可以下载到PLU码的说明文件，文件中详细说明了PLU码的使用方式。PLU编码系统不是强制性的，不受政府机构的监管。截至2012年9月，有超过1400个PLU码发出生产和生产相关产品。

（三）含义

1. 标准普通食品PLU码

标准普通食品PLU四位码一般皆以3或4开头，编码由4011起至4959止，每组四位码代表一个特定品种、规格或等级及产区的组合，但个别的编码并不具有特殊意义。例如4133代表"苹果、小富士种、小、西部产区";4135代表"苹果、小富士种、大、西部产区"。

2. 特殊食品PLU码

由于消费者对"有机食品"与"转基因食品"越来越重视,因而发展出五位数编码。如果PLU五位码第一个数字是"8",则代表"转基因";如果第一个数字是"9",则代表"有机",例如"84011"代表"转基因小富士苹果","94211"代表"有机小富士苹果"。

通常,标签的最下方一般印有出口国的名称,中间的英文字母标明水果的名称,最上方的英文字母标识的是出口企业的名称。在每个标签的中间一般有一组4位或5位阿拉伯数字,即PLU码。透过扫描器读取条码后,可查询该商品(水果)的价格。

由于标签的大小不同,标签形状可能会受到影响,条形码可能占标签的65%。图3-2所示是一些条形码标签示例。

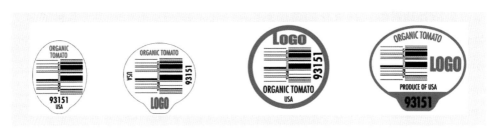

图3-2　条形码标签示例

三、转基因生物

美国目前还没有针对转基因生物(Genetically Modified Organism,GMO)和食品的正式立法。由于没有具体的联邦法律,转基因种子的监管责任目前属于3个政府机构:USDA确保种植安全,美国环境保护署(EPA)确保环境安全,FDA确保食用安全,并基于1986年颁布的"1986年美国生物技术协调框架"监管。然而,转基因生物在美国有不同的看法。

美国农业部在2018年表示,如果利用转基因技术的最终产品与用传统育种技术生产的产品无法区分,并且只要它们不是植物有害物或使用植物有害物,则不对其进行监管。针对通过传统育种技术可以获得的育种新技术培育的植物,美国农业部不会进行监管，但生产商仍有责任确保投放市场的产品可以被安全使用和消费。

迄今为止，只有一种在美国开发的转基因产品已广泛商业化，即Calyxt公司开发的80%高油酸大豆油。该大豆油来自基因编辑技术，没有引入外源基因，因此没有被纳入转基因食品监管与标识范畴。2019年，唐纳德·特朗普总统签署了一项行政命令，指示联邦机构简化对转基因植物的监管程序，将低风险产品从现有规则中豁免，并创建一个统一的平台，明确概述所有监管要求，以审查和授权使用生物技术开发的产品。

2020年，美国农业部动植物卫生检验局（USDA-APHIS）最终确定了"SECURE"（可持续、生态、一致、统一、负责任、高效）规则，该规则将豁免部分根据现有的转基因法规应被监管的转基因植物。这再次说明了美国对于基因工程生物体的监管关键侧重于基因编辑植物的特性，而不是侧重于基因编辑的过程。

USDA-APHIS指出，这些豁免旨在使潜在转基因植物的监管更符合传统育种作物的指导方针。这些作物虽然不是"无风险"，但风险被确定为"通过公认的标准可以管理"。例如，豁免了具有单碱基对替换的植物，因为这种效果也可能通过常规育种产生。

2023年5月25日，美国环境保护署发布公告与指南，宣布针对两类采用新型生物技术的基因编辑作物明确了批准的豁免条件，该要求的发布意味着美国环境保护署将细化对植物嵌入式农药（Plant-Incorporated Protectants，PIPs）的监管，以促进基因编辑育种行业的合规性。

第四节　美国农产品品质认证体系

一、美国农业部有机认证

USDA的国家有机计划（National Organic Program，NOP）负责为在美国生产或在美国进口销售的有机农产品制定法规。根据《有机食品生产法》（*Organic Foods Production Act*，OFPA）制定的有机法规于2002年实施。

"有机"是一个标签术语，有机产品生产应符合有机农业原则和有机产品生产方式和使用标准，以促进资源循环、生态平衡、保持和改善土壤和水质，同时在生产过程中尽量减少合成材料的使用，保护生物多样性。与其他生态标签不同，有机标签以一套严格的联邦生产和加工标准为基础。这些标准要求贴有"USDA ORGANIC"有机标签的产品在种植和加工过程中不得使用有毒的合成农药和化肥、基因工程、抗生素、合成生长激素、人工香料、色素、防腐剂、污水污泥和辐照。图3-3所示为USDA ORGANIC有机标签。

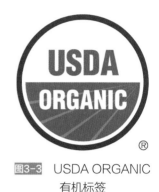

图3-3　USDA ORGANIC 有机标签

（一）美国有机认证范围

美国农业部承认4类有机产品。

（1）农作物（Crops）　种植后可收获作为食物、牲畜饲料、纤维或用于增加田地营养的植物。申请认证的主体可以是农场、蔬菜种植园等。

（2）牲畜（Livestock）　可供食用或用于生产食物、纤维或饲料的动物。申请认证的主体可以是畜牧场、家禽养殖场等。

（3）加工产品（Processed products）　经过处理和包装的物品（如切碎的胡萝卜）或组合、加工和包装的物品（如汤）。申请认证的主体可以是各种食品制造厂、食品加工厂等。

（4）野生作物（Wild crops）　来自非耕种生长地的植物，如野生的小麦、野花等。

（二）美国农业部有机认证步骤

有机认证有5个基本步骤。

（1）选择美国农业部认可的认证机构，并向认证机构提交申请并支付申请费。

（2）认证机构审查申请，并核实申请者的流程是否符合美国农业部规范。

（3）检查员对申请人的操作进行现场检查。

（4）认证机构审查申请书和检查员报告，确定申请事项是否符合美国农业部的有机条例。

（5）认证机构颁发有机证书。

（三）美国农业部有机认证标签分类

美国农业部有机标签法规根据产品中有机成分的占比分为4个标签类别。

1. 100%有机

100%有机指使用有机方法和有机成分（不包括水和盐，但包括加工助剂）生产和加工的产品，即产品中的所有成分均经过有机认证。这些产品不能包含美国禁用物质清单中的任何成分。产品包装主展示面允许使用USDA有机标志。

2. 有机的

有机的是指产品仅使用有机方法生产，并且含有至少95%的有机成分。其他5%的非有机成分必须是非转基因的，并包含在经过认证的有机农业和加工过程中允许使用的非有机成分清单中。此类产品可以在前展示面上带有USDA有机标志。

3. 用有机成分制成

用有机成分制成的产品含有70%～95%的有机成分。这些产品可以使用"有机制成"的措辞，并在前展示面上列出最多3种成分或食物组。与"有机的"和"100%有机"不同，这些产品不能在包装上的任何地方出现USDA有机标志，即使产品经过有机认证。这些产品中的非有机成分必须是非转基因的，并且在没有辐照或污水污泥的情况下生产。

4. 特定有机成分列表

有机成分少于70%的产品可以在配料表中使用"有机"一词来指定有机成分。例如，"成分：水、大麦、豆类、有机番茄、盐"。这些产品不允许有美国农业部有机标志或在前展示面上声称有机认证。

（四）有机标准要求

1. 有机农作物生产标准要求

（1）在收获有机农作物之前，土地必须至少在3年内没有使用过任何禁用物质。

（2）土壤肥力和作物养分通过耕作和栽培方法、作物轮作和覆盖作物来管理，并辅以动物和作物废料和允许的合成化肥。

（3）作物的虫害、杂草和疾病将主要通过物理、机械和生物控制管控。确有必要时，可以使用国家清单上批准使用的生物、植物或合成物质。

（4）在有条件的情况下，必须使用有机种子和其他种植材料。

（5）禁止使用基因工程技术、电离辐射技术和污水淤泥。

2. 牲畜和家禽标准要求

牲畜和家禽标准用于肉类、乳类、蛋类和其他标示为有机的动物产品的动物。要求如下。

（1）乳品动物和供屠宰的动物必须在有机管理下从妊娠期的后1/3开始饲养。家禽则不迟于孵出后的第二天。

（2）非有机乳制品厂有一次机会将非有机动物过渡到有机生产（12个月内）。

（3）生产者给牲畜饲喂的必需是100%有机饲料，但他们也可以使用允许的维生素和矿物质补充剂。

（4）必须采用预防性管理措施来保持动物健康。生产者不得扣留生病或受伤的动物，拒绝对其治疗。用违禁药物治疗的动物不得作为有机产品出售。

（5）反刍动物必须在整个放牧季节在牧场上放牧饲养，且不得少于120d。这些动物还必须从牧场获得至少30%的饲料或干物质。

（6）所有的有机牲畜和家禽都必须全年可接触到户外环境。特殊情况下只能因为有文件证明的环境或健康因素而被暂时禁闭。

（五）豁免认证产品

每年销售价值低于5000美元的有机产品的生产商无需申请有机认证，但须注意以下几点。

（1）必须遵守法律规定的有机生产和处理要求，记录保存至少3年。

（2）来自此类非认证操作的产品不能用作其他操作生产的加工产品的有机成分，也不得标示美国农业部认证的有机标志。

二、非转基因工程认证

非转基因工程（NON-GMO Project，NGP）是一个非官方的非营利组织，它专为非转基因食品和产品提供第三方验证和审核，拥有全球领先的认证资质和最高标准的产品质量评估体系。由于在种植、生产、加工过程中都可能存在各种污染，NGP会通过测试分析确保各类产品中的转基因物质污染少于限值标准。NGP

认证标志如图3-4所示。

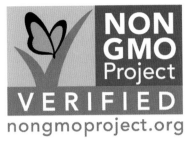

图3-4　NGP认证标志

三、无麸质认证

2004年，食品过敏原标签和消费者保护法（FALCPA）指示卫生和公共服务部（HHS）定义并允许在FDA管制食品的标签中使用"无麸质"一词。对"无麸质"标志（图3-5）的规定进行监管有利于患有腹腔疾病的人选择合理的膳食。腹腔疾病是一种遗传性慢性炎性自身免疫性疾病，影响约300万美国人。对于患有腹腔疾病的人来说，食用面筋会破坏小肠的内壁，并可能导致其他严重的健康状况。

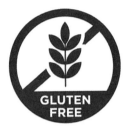

图3-5　"无麸质"标志

2013年8月5日，FDA规定生产商可以自愿在食品标签中使用"无麸质"一词。此外，2014年6月25日，FDA发布了针对小型食品企业的指南，以帮助他们遵守该规定。

2020年8月13日，FDA确定了标有"无麸质"的发酵、水解和蒸馏食品或成分的合规方法，涵盖酸乳、酸菜、咸菜、干酪、绿橄榄、FDA管制的啤酒和葡萄酒等食品，以及用于改善汤、酱汁和调味料等加工食品的风味或质地的水解植物蛋白。也适用于蒸馏食品，例如蒸馏醋。

该法规不适用于其标签受美国农业部（USDA）或烟酒税收与贸易局（TTB）监管的食品。通常，USDA会监管肉类、家禽类和某些蛋类产品的标签。TTB监管大多数含酒精的饮料标签，包括所有蒸馏酒、酒精含量按体积计占7%或更高的葡萄酒，以及由大麦和啤酒花制成的麦芽饮料。

第四章

欧洲农产品品质评价与分等分级

第一节　欧盟农产品品质评价与分等分级

欧洲联盟，简称欧盟（EU），总部设在比利时首都布鲁塞尔，是由欧洲共同体发展而来的，创始成员国有6个，分别为德国、法国、意大利、荷兰、比利时和卢森堡。截至2023年7月，欧盟拥有27个成员国，是目前全球最大的经济体。

一、欧盟农产品分类

欧盟将农产品与加工农产品作区分。在欧盟法规中，农产品被列于法规（EU）No 1308/2013的附录一中，根据产品种类分为24类，如表4-1所示。

表4-1　法规（EU）No 1308/2013农产品分类情况

序号	产品种类	细分品种数量
1	谷物（Cereal）	56
2	米（Rice）	10
3	糖（Sugar）	12
4	干饲料（Dried fodder）	6
5	种子（Seeds）	23
6	啤酒花（Hops）	2

续表

序号	产品种类	细分品种数量
7	橄榄油和食用橄榄（Olive oil and table olives）	12
8	亚麻和火麻①（Flax and hemp）	2
9	果蔬（Fruit and vegetables）	26
10	加工果蔬（Processed fruit and vegetable products）	21
11	香蕉（Bananas）	11
12	酒（Wine）	8
13	树和其他植物（Live trees and other plants）	泛指
14	烟草（Tobacco）	2
15	牛肉（Beef and veal）	17
16	乳和乳制品（Milk and milk products）	12
17	猪肉（Pigmeat）	13
18	羊肉（Sheepmeat and goatmeat）	13
19	蛋类（Eggs）	2
20	禽类（Poultrymeat）	8
21	农业来源乙醇（Ethyl alcohol of agricultural origin）	3
22	蜂产品（Apiculture products）	5
23	蚕（Silkworms）	2
24	其他（Other products）	109

注：①火麻，或称工业大麻，是专门为工业或药用而种植的大麻品种的植物学类别。

加工农产品列在法规（EU）No 510/2014的附录一中，指以农产品为原料生产的非农产品食品与饮品类。其中根据进口关税税收情况分为两大类，一类的进口关税应包括不属于从价税（以课税对象的价值或价格形式为标准，按一定比例征收的各种税）的农业部分和属于从价税的非农业组成部分；另一类的进口关税应包括从价税和作为从价税一部分的农业组成部分，如表4-2所示。

表4-2　法规（EU）No 510/2014加工农产品分类情况

序号	进口关税税收	细分品种数量
1	包括不属于从价税的农业部分和属于从价税的非农业组成部分	41
2	包括从价税和作为从价税一部分的农业组成部分	67

二、欧盟农产品食品相关立法机构

（一）欧洲食品安全局

20世纪90年代，欧盟经历一系列如二噁英污染等食源性疾病危机后，逐步重视并加强对食品安全的监管，一致决定需在欧盟层面上制定有关食品安全的一般原则。因此，欧盟委员会于2000年1月颁布《食品安全白皮书》（*White Paper on Food Safety*），建立"从农场到餐桌"的食品安全综合办法。2022年，欧洲议会和欧洲理事会通过了法规（EC）No 178/2002，即《食品通用法》（*General Food Law Regulation*），其中规定了食品安全相关的基本原则和要求。

《食品通用法》设立了一个独立机构负责科学咨询和支持，即欧洲食品安全局。欧洲食品安全局为产自欧盟的食品和饲料立法制定了一个总体和一致的框架，规定了基本原则、要求和程序，这些原则、要求和程序是食品和饲料安全事项决策的基础，涵盖了食品、饲料生产和分销的所有阶段，在确保欧盟范围内市场有效运作的同时，确保高度保护消费者的生命和利益。此外，《食品通用法》还建立了管理紧急情况和危机的主要程序和工具，以及粮食和饲料快速警报系统（Rapid Alert System for Food and Feed，RASFF）。

欧洲食品安全局是欧盟负责食品安全管理的机构，独立于欧盟立法、行政机构和成员国运作。欧洲食品安全局成立的目的是就食物有关的风险提供科学建议与交流。欧洲食品安全局作为欧盟资助机构之一，致力于建立成员国食品安全机构间的信息交流网，本着公开透明的原则，准确和及时地发布有关食品安全的信息，评估其中的风险。此外，欧洲食品安全局负责将科学成果转换为大众可以理解的简单指南和建议，与外界进行清晰的沟通，缩小科学与消费者之间的距离。

欧洲食品安全局的大部分工作是为了响应欧盟委员会、欧洲议会和欧盟成员国的科学建议而开展的，涉及食品与饲料安全、营养、动物健康、植物健康等相关事宜。作为风险评估者，欧洲食品安全局提供科学的意见与建议，构成欧洲政策和法规的基础。此外，欧洲食品安全局自主开展"自我任务"，检测新的食品安全问题与危害，探索并更新评估方法。

欧盟坚持预防食品安全问题的理念。欧洲食品安全局还肩负欧盟地区食品安全危害预警的责任。若成员国存在食品安全风险和（或）限制措施，欧洲食品安全局应迅速向欧盟理事会汇报并转发给其他成员国的食品安全局，以最大程度地降低食品隐患。

（二）机构间的相互关系

欧盟机构间相互监督并制约。欧洲理事会由欧盟公民选举出的成员国领导人组成；欧洲议会成员也是由欧盟公民选举出的公民组成；欧盟委员会则由欧洲理事会推举并得到欧洲议会批准的成员组成。

在立法过程中，欧盟委员会拥有提议欧盟法规的唯一权利，但只有欧洲理事会和欧洲议会审核通过后才能正式生效。在此期间，欧洲食品安全局起到提供科学理论的作用，为立法机构提供有依据的建议和意见（图4-1）。

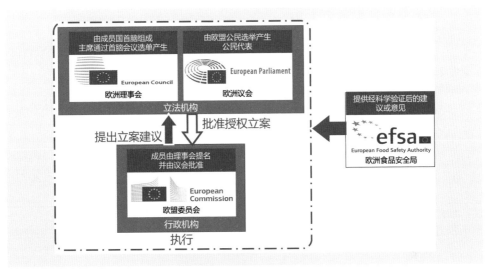

图4-1　欧盟机构间关系

三、欧盟农产品食品相关法规条例

（一）通用类法规

欧盟对食品及农产品安全要求很高，出台了一系列相关安全技术法规和对原有法规的修订，欧盟通用法规如表4-3所示。

（二）果蔬类法规

欧盟委员会授权法规（EU）No 2019/428为强制性规定，成员国需指定一个单独的主管部门或机构负责监督和检查。该条例根据果蔬颜色、尺寸、外观

表4-3 欧盟通用法规

法规类别	法规名称	说明
基本法规	Regulation（EC）No 178/2002[①]	制定食品法规的基本原则和要求，建立欧洲食品安全局并制定食品安全程序
	Regulation（EU）No 2017/625[①]	为确保食品和饲料法规、动物健康和福利规定、植物健康和保护规定等的履行而实施的官方管控
	Regulation（EU）No 1169/2011[①]	包含向消费者提供食品信息的相关规定
卫生及动物福利	Regulation（EC）No 852/2004[①]	明确食品卫生规定
	Regulation（EC）No 853/2004[①]	制定动物源食品的特定卫生规则
	Regulation（EC）No 882/2004[①]	用于进行官方控制以确保验证是否符合饲料和食品法、动物健康和动物福利规则
	Regulation（EC）No 854/2004[①]	制定用于人类食用的动物源食品的官方管控规则
	Commission Regulation（EC）No 2073/2005[②]	制定关于食品中微生物的标准
	Commission Regulation（EC）No 1441/2007[②]	修订关于食品微生物标准的（EC）No 2073/2005

注：①欧洲议会和欧洲理事会法规。
　　②欧盟委员会法规。

等感官因素对果蔬进行分等分级。其中，苹果、柑橘类、猕猴桃、莴苣、桃、梨、草莓、甜椒、葡萄、番茄这10类果蔬对应特定市场标准（Specific market standards），每类均有各自独立的分等分级标准方法，由高至低标准，分为特级（Extra class）、一级（Class Ⅰ）和二级（Class Ⅱ）。除上述10类果蔬，其他果蔬以统一标准进行分等分级，由高至低，分为一级（Class Ⅰ）和二级（Class Ⅱ）。

以下以草莓为例进行说明，首先规定了市售草莓的最低要求：①外观完整，无损；②无腐烂或变质导致不可食用的草莓；③果面洁净，基本无可见的异物；④外观新鲜（未清洗），基本无虫；⑤带有花萼（野草莓除外）；花萼和茎（如果有）需为绿色且新鲜；⑥不含非正常的外来水分，不带有任何异味及/或怪味。

对允许市售的草莓进行分等分级，标准如表4-4所示。

表4-4　允许市售草莓的分等分级

等级划分	整体质量	尺寸最小值[1]	允许的不合格偏差量[2]	
			质量	尺寸
特级（Extra Class）	须具有卓越的品质，作为该等级的特征 外观鲜亮，不同品种可略有不同 不带土 基本无缺陷，保证产品整体外观、品质完好	25mm	按数量或质量计，同一批次中允许有5%的草莓不符合特级要求，但须符合以下条件：仅符合二级要求的不得超过0.5%，剩余必须符合一级要求	按数量或质量计，同一批次中允许有10%的草莓不符合对应等级最小尺寸要求
一级（Class I）	须品质优良，作为该等级的特征 可以允许以下轻微缺陷，只要这些缺陷不会影响产品的整体外观：果面有轻微缺陷；可存在白色斑块，不超过水果总表面积的1/10；轻微的表面压痕 基本无土	18mm	按数量或质量计，同一批次中允许有10%的草莓不符合一级要求，但须符合以下条件：仅符合最低要求或腐烂的不得超过2%，剩余必须符合二级要求	
二级（Class II）	可不符合较高等级的草莓标准，但需符合最低要求 产品外观、品质、保持程度基本完好的前提下，允许以下缺陷：果面有缺陷；不超过水果表面积1/5的白色斑块；轻微擦伤未腐烂且未扩散；带少许土	18mm	按数量或质量计，同一批次中允许有10%的草莓不符合二级及最低要求，这其中腐烂的草莓不得超过2%	

注：①指果实最大横切面直径（除野草莓）。
　　②指在市场流通阶段，允许每批次产品不符合对应等级要求的质量和尺寸的最大占比。

（三）粮油类法规

欧洲议会和欧洲理事会法规（EU）No 1308/2013为建议性规定，并未将油脂单独作为一个品类列出，而是根据其制造加工来源进行分类并于附件中加以说明。以橄榄油为例，在"橄榄油及橄榄果渣油的描述及定义"中，建议将橄榄油分为初榨橄榄油、精炼橄榄油、精炼橄榄油与初榨橄榄油的混合油；将橄榄果渣油分为橄榄果渣油、精炼橄榄果渣油和混合橄榄果渣油等，如图4-2所示。

（四）肉禽蛋乳类法规

欧洲议会和欧洲理事会法规（EU）No 1308/2013建议对乳及乳制品进行分

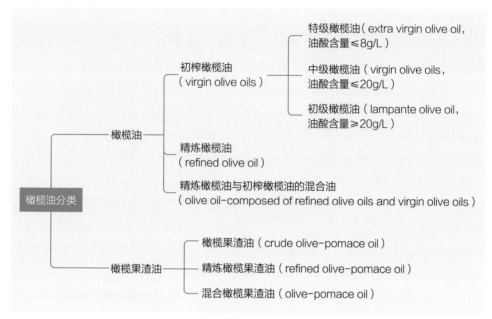

图4-2　橄榄油分类

类，各种类乳及乳制品的蛋白质含量、质量需高于法规中给出的标准值。此外对猪肉、羔羊肉、牛肉和羊肉等根据肥瘦、颜色、质量等进行分类。此处以乳及乳制品为例介绍分类标准，如表4-5所示。

表4-5　欧洲议会和欧洲理事会对乳及乳制品的分类

欧盟编码 （CN Code）	种类描述
0401	牛乳和奶油，非浓缩，不添加糖或其他甜味剂
0402	牛乳和奶油，浓缩，添加糖或其他甜味剂
0403 10 11至 0403 10 39以及 0403 90 11至 0403 90 69	酪乳、干酪、酸乳、风味酸乳、发酵乳、风味发酵乳和其他发酵或酸化的乳及奶油，无论是否浓缩、添加糖或其他甜味剂、调味、添加水果、坚果或可可
0404	乳清，无论是否浓缩、添加糖或其他甜味剂； 含有天然牛乳的产品，无论是否添加糖或其他甜味物质
0405	黄油和其他来源于乳类的油脂； 脂肪含量超过750g/kg但少于800g/kg的乳制品涂酱
0406	干酪和凝乳
1702 19 00	乳糖及乳糖糖浆，未添加调味剂或色素

续表

欧盟编码 （CN Code）	种类描述
2106 90 51	调味或调色的乳糖糖浆
2309	用于动物饲料
2309 10	用于零售的猫粮、狗粮
2309 10 15 2309 10 19 2309 10 39 2309 10 59 2309 10 70	含有淀粉、葡萄糖、葡萄糖浆、麦芽糊精或麦芽糊精糖浆的乳制品
2309 90	其他类
2309 90 35	其他类，包含预混料制品
2309 90 39 2309 90 49 2309 90 59 2309 90 70	含有淀粉、葡萄糖、葡萄糖浆、麦芽糊精或麦芽糊精糖浆的乳制品

（五）水产品类法规

欧盟关于水产品制定的相关法规主要依据4个基础法规，包含欧洲议会和欧盟理事会法规No 852/2004和No 853/2004以及法规No 882/2004和No 854/2004。此外，欧洲理事会指令2006/88/EC对进出口及市场销售的水产动物健康及卫生提出要求。该法规为强制性文件，欧盟各成员国的本国条例必须囊括该欧洲理事会条例的全部内容。其他具体标准与法规如表4-6所示。

表4-6 欧盟水产品相关标准与法规

法规类别	法规名称	说明
通用	Council Regulation （EC）No 2406/96	特定水产品的通用市场标准
微生物	Commission Regulation （EU）No 2015/2285	关于食用双壳贝类软体动物、棘皮动物、被膜成虫和海洋腹足类动物及供人类食用的动物来源产品的具体条例和食品微生物标准
污染物	Commission Regulation （EU）No 786/2013	双壳贝类软体动物中毒素的允许限量

续表

法规类别	法规名称	说明
养殖	Council Directive 2006/88/EC	对水产养殖动物及其产品进行健康要求，以及规定对水生动物某些疾病的预防和控制
	Commission Regulation（EC）No 1251/2008	关于投放市场以及将水产养殖动物及其产品进口到欧洲共同体的条件和认证要求，列出病媒清单
	Directive 2006/44/EC of the European Parliament and of the Council	规定需要保护或改善以维持养殖鱼类生命的淡水质量

四、欧盟农产品食品相关标签标识

（一）欧盟质量政策（EU quality schemes）

消费者越来越重视农产品和食品的品质如何、产自何地，这也是推出地理标志保护方案的原因。欧盟目前拥有27个成员国，面积超过400万km²，从文化传统到环境气候都各有千秋，这也造就了欧洲美食的独特风味。经过数世纪的传承和改进，这些食物在时间的发酵中越发经典和香醇，理应受到保护和珍藏。引入欧盟质量政策是为了使消费者能够做出明智的选择并保护生产者免受不公平做法的侵害。其中，南欧国家的注册产品数量最多。

地理标志保护方案包含两种标识，原产地保护（Protected Designation of Origin，PDO）和地理标志保护（Protected Geographical Indication，PGI）。PDO产品与原产地联系紧密，而PGI产品与原产地的关联性则稍弱。最常用的欧盟质量体系是PGI，其次是PDO。截至2016年，总计有超过1200种农产品和食品名称已经注册拥有欧盟地理标志认证（包括原产地保护和地理标志保护）。而申请注册地理标志认证并非易事，需要产品拥有高品质、独特的口味、传统和真实性，以及符合产地要求。欧盟地理标志的注册和产品质量控制程序主要有以下几个步骤。

首先，需要对申请注册地理标志的产品进行非常精细且明确的定义和描述。对于名称、类型、饲料或原材料、生产的具体步骤、再加工与包装、产品及地理区域的特异性，地理标志保护方案都要求申请方按照要求逐项进行说明。

其次，欧盟成员国的厂商需要向所在国的授权机构提出申请，欧盟以外的生产者同样有机会直接向欧盟申请注册地理标志认证，这使得这些高品质产品即便产自欧盟之外也可以享受到与欧盟食品同等级的保护。2021年3月，中国首批100种产品正式获得欧盟地理标志认证，如著名的龙井茶、平谷大桃和镇江香醋等。

最后，欧盟将对产品的整个生命周期，包括所有相关元素及生产地域进行严格的审查，并对可能出现的异议要求产品重新提交补充材料或说明，这是整个申请流程中最为严谨的环节，只有完全满足欧盟地理标志认证的条件，才能最终获得品质标签。

欧盟质量政策旨在保护特定产品的名称，以促进其独特特性，并将其与地理起源和传统知识联系起来。如果产品名称具有指向其制造地的特定链接，则可以授予"欧盟地理标志"（European Union Geographical Indications，EU GI）。EU GI使消费者能够信任和区分优质产品，同时也帮助生产商更好地销售其产品。地理标志被认为是知识产权，在欧盟成员国之间或欧盟成员国与其他国家之间的贸易谈判中起着越来越重要的作用。

EU GI包括原产地保护（PDO）、地理标志保护（PGI）和传统特色保证（TSG），见图4-3。

（1）原产地保护（PDO） PDO标签对来自特定城镇、地区或国家的食品、农产品或酒类进行认证，这些产品的特性因其内在的自然或人文因素与其原产地具有特别的关联性，因此其生产、加工和制备的所有过程必须在特定区域进行。PDO对于食品和农产品为强制性标签，对于酒类为可选性标签。

（2）地理标志保护（PGI） PGI标签包含了原产于特定地点、地区或国家的产品，其质量、声誉及产品特性与特定的地理区域紧密相关。对于大多数产品，这一标签也表示该产品在特定区域至少进行生产、加工或制备阶段的其中之一。PGI对于食品和农产品为强制性标签，对于酒类为可选性标签。

（3）传统特色保证（TSG） TSG强调了传统方面，例如产品的制造方式或组

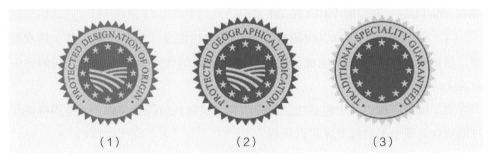

（1）PDO （2）PGI （3）TSG

图4-3 EU GI

成，而没有与特定地理区域相关联。注册TSG的产品名称可防止其伪造和滥用。TSG对于所有产品均为强制性标签。

每个欧盟国家/地区的国家主管部门都会采取必要的措施来保护其地域内的注册名称。成员国还应预防和禁止使用这种名称的产品出现非法生产或销售。

（二）欧盟有机标志（EU Organic Logo）

欧盟有机标志对于大多数有机产品来说属于强制性标签，它使消费者更容易识别有机产品，并帮助农民在整个欧盟范围内销售有机产品。有机标志只能用于经授权的机构认证为有机的产品。这意味着它们在生产、加工、运输和存储方面已经满足了严格的条件。仅当产品包含至少95%的有机成分，并且对其余5%的成分遵守更严格的条件时，才可以在产品上使用标志。相同成分不能同时以有机和非有机形式存在。在欧盟有机标志旁边，必须显示认证机构的编号以及构成该产品的农业原料的种植地。

（三）欧洲食品安全局标志（EFSA Logo）

欧洲食品安全局（European Food Safety Authority，EFSA）允许第三方在特定条款和条件下使用EFSA徽标。EFSA监管食品链的每个环节，包括农业生产和加工，实施全程监控、快速预警、可追溯和风险评估等制度。只有在第三方遵循EFSA指定的相关条例的情况下，才可以向EFSA提出使用申请。EFSA标志与第三方标志组合使用时被认为是一种对于商品的认可。EFSA标志不应用于标签、营销或商业传播。

（四）营养和健康声称

欧盟法规1924/2006和1047/2012中规定了满足何种条件才能标明营养声称（Nutrition claim）和健康声称（Health claim）。

（1）营养声称　1924/2006附件中规定了包括能量、脂肪、糖、盐、膳食纤维、蛋白质、维生素和其他成分使用特殊标签时的含量要求。1047/2012附件中对原文件进行了补充。

（2）健康声称　其中包括功能健康声称和疾病风险降低声称。此类声称需经过欧洲食品安全局的批准才可以标明。

此条例由欧洲食品安全局进行检查和监督，图4-4所示为营养和健康声称的规范化发展逻辑。

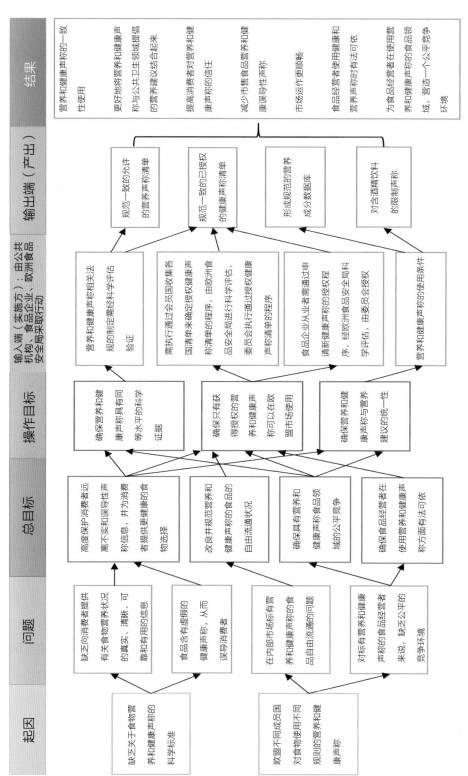

图4-4 营养和健康声称的规范化发展逻辑

第二节　欧盟主要成员国农产品品质评价与分等分级

一、法国农产品品质评价与分等分级

法国为欧洲四大经济体之一，也是欧盟创始成员国。

法国农业与食品部（Ministère de l'Agriculture et de l'Alimentation）负责制定和协调政府在农业、食品、林木业、渔业和水产养殖领域的政策。农业部在与经济和财政部以及卫生部密切合作下，在农产品领域部署政策。它还参与执行政府的国际贸易政策，并在国际机构和组织中代表法国政府。

法国在农产品质量上要求严格，采取认证制度，授予特殊标志。标志可分为两类，分别与生产方式和产地相关。红色标志（Label Rouge）表示该产品由于其生产或制造条件，与其他类似产品相比质量更高。在生产和运输的所有阶段，产品必须符合最低标准和最低控制要求。有机农业标识（Agriculture Biologique，AB）是生态农业的体现，建立此标识的目的是建立一个可持续发展的农业管理体系，特别是通过提高土壤、植物和动物的质量、改善水和发展生物多样性。因此，不允许在生物生产中使用转基因生物、农药和合成化学肥料。产地冠名标签（Appellation d'origine contrôlée，AOC）标明了商品的原产地。此标签一开始是为葡萄酒设立的，后扩展到农产品、食品和木制品中。AOC标签在法国最为出名但也极难获得，代表着质量和真实性的保证。上述标识均由法国农业部或经授权的机构授予。此外，根据鱼类咨询小组给出的介绍性文章，为迎合营销和消费者的偏好，法国生蚝需进行分等分级。根据法国法规，依据生蚝个体的质量大小对生蚝进行分等分级是强制性的，无论生蚝是按千克出售还是单个出售。尺寸分级是根据生蚝壳体最长轴的长度确定的。根据法国生蚝分等分级系统，0号生蚝是最大的，5号生蚝是最小的。根据偏爱喜好，法国消费者更喜欢平均大小的3号生蚝，可见生蚝过大或过小都是无法被消费者接受的。

二、德国农产品品质评价与分等分级

　　德国是位于中欧的联邦议会共和制国家，是欧盟人口最多的国家，是欧洲第一大经济体，也是欧盟的创始成员国之一。德国具备完善的食品安全管理体系，联邦政府、各个州和地方都设有负责监督与检查食品质量安全的卫生部门。目前德国是世界第四大食品出口国，其食品出口量约占生产量的13%。德国食品安全法规体系涉及食品生产、加工、销售的所有过程，包括植物保护、动物健康、动物饲养方式、食品标签标识等。

　　四大法规构成了德国食品安全的基本法规，分别是《食品和日用品管理法》《食品卫生管理条例》《HACCP[1]方案》《指导性政策》。四大法规之间相互补充，是德国食品法规的基础。德国所有出口食品包装的标签上都注明商标、食品成分和保质期，还有有关商业检测机构质量认可的显著标志。

　　德国联邦食品与农业部（Federal Ministry of Food and Agriculture）2019年9月公示营养得分标签系统Nutri-Score，为消费者更清晰地提供营养"得分"。大部分消费者认为营养得分标签系统是最有用和最容易理解的。营养标签系统旨在为消费者提供真正的附加值，使选择健康的产品变得更加容易。从A到E的五等标度表示产品在营养评分标签系统中的营养价值总分，对人体有益的热量和营养素与对人体无益的热量和营养素相抵消，以颜色作为区分，从绿色到红色。因此，同一种类的不同食物很容易比较。例如，标有绿色A的产品比标有红色E的产品对健康饮食有更大的帮助。该标签（图4-5）在法国、德国和比利时等欧盟成员国皆已实施。

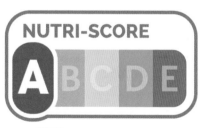

图4-5　德国营养评分标签

　　德国联邦食品与农业部还颁布了农产品有机标签（Bio Siegel），可供生产商自愿使用。该标签可用于任何未加工的农产品或为人们消费而加工的农产品。标签标明该产品符合欧盟有机农业基本法规中有机生产方式的条件，这基本意味着该产品是按照欧盟有机农业法规的要求制造和管理的。德国有机标签在2010年已被欧盟统一有机标志取代。但由于其较高的认知度，德国企业仍继续使用该标签。

1　HACCP：危害分析的关键控制点，Hazard Analysis Critical Control Point。

德国农业协会是欧盟地区先进的食品和农业发展非政府组织，致力于促进食品和农业的发展和科学进步。德国农业协会自1885年创建以来，不断为食品农业的理论知识与实践交流联系起来，进行食品农业技术推广、食品安全监测、教育培训等专业指导与服务。

三、丹麦农产品品质评价与分等分级

丹麦是世界上最早开始使用农产品有机认证标识的国家，丹麦销售的所有食品中有8%是有机生产的。丹麦政府十分重视农产品和食品安全问题，将有机农业的安全性视为第一位，严格监管并保障食品安全，使得丹麦有机农业处于世界领先水平。丹麦政府于1987年颁布了第一部有机立法，并于1989年推出了丹麦有机认证标志（Danish Organic Logo，又称red organic Ø-label，图4-6）作为国家有机控制认证。

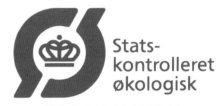

图4-6 丹麦有机认证标识

2009年，丹麦食品农业和渔业部（the Ministry of Food Agriculture and Fisheries，现已改制调整重新划分机构）为确保消费者了解餐厅与有机产品的相关信息，支持餐厅使用更多的有机原料，在餐馆、咖啡馆、医院、学校和大型企业中推出了有机餐饮标签（Organic cuisine label，图4-7），通过标明原材料中使用有机农产品的占比分为金（90%～100%）、银（60%～90%）、铜（30%～60%）3种标签。丹麦的公共食品管控系统有着从"农场到叉子"的悠久历史，这对于维护消费者对有机控制系统和有机产品的高度信心非常重要。

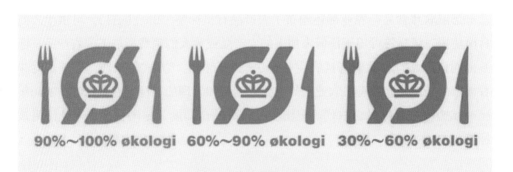

图4-7 丹麦有机餐饮标签

第三节　欧洲部分非欧盟成员国农产品品质评价与分等分级

一、英国农产品营养品质评价与分等分级

（一）英国环境、食品与农村事务部

英国环境、食品与农村事务部（Department for Environment, Food & Rural Affairs, DEFRA）是英国的政府部门之一，负责维护英国的自然环境，为食品和农业产业提供支持，维持蓬勃发展的农村经济。DEFRA的职权范围非常广泛，这意味着它在人们的日常生活中发挥着重要的作用。保护和改善环境是DEFRA工作的基础，为此DEFRA为食品行业、农业和渔业提供支持，以改善乡村环境，并更好地防御洪水、疾病和其他自然威胁。虽然DEFRA仅在英格兰直接工作，但与威尔士、苏格兰和北爱尔兰的下属部门紧密合作。

英国自2021年1月1日起实行新的英国地理标志（United Kingdom Geographical Indication, UK GI）政策，政策及具体操作指南由DEFRA发布，覆盖农产品、烈性饮料、葡萄酒和芳香葡萄酒。值得注意的是，在《北爱尔兰议定书》执行有效期内，该政策保护在英格兰、威尔士和苏格兰（GB）注册为UK GI的产品。同时，曾在英国全境执行的欧盟地理标志（European Union Geographical Indication, EU GI）政策则保护在北爱尔兰和欧盟注册为EU GI的产品，DEFRA继续负责两个政策在北爱尔兰的行政和执法。

UK GI政策包含3种标志（图4-8），即受保护的原产地标志（Protected Designation of Origin, PDO）、受保护的地理标志（Protected Geographical Indication, PGI）和传统特色保证标志（Traditional Speciality Guaranteed, TSG）。UK GI政策的实施存在过渡期，要求使用此标志的英国食品、饮料和农产品的注册生产商必须在2024年1月之前更改包装，以显示新的UK GI政策标志。

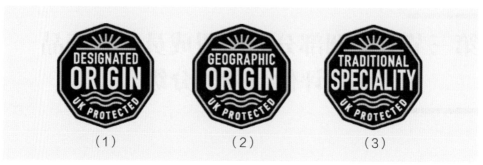

（1）受保护的原产地标志 （2）受保护的地理标志 （3）传统特色保证标志

图4-8 UK GI政策标志

（二）农业、环境与农村事务部

农业、环境和农村事务部（Department of Agriculture，Environment and Rural Affairs，DAERA）负责食品、农业、环境、渔业、林业和可持续性政策以及北爱尔兰农村地区的发展。该部负责关注和解决的主题有消费者需求，保护人类、动植物的健康，动物福祉和动物保护，协助北爱尔兰经济的农业食品、环境、渔业和林业部门的可持续发展，以及改善环境。

DAERA为农民和种植者提供业务发展服务，并为动物健康和福利管理提供兽医服务。该部下设农业、食品和农村企业学院（Department's College of Agriculture，Food and Rural Enterprise，CAFRE），用于在农业食品领域提供培训以及继续高等教育课程。DAERA负责DEFRA在全国工作方案的规划和实施管理工作。DAERA同时还负责监督欧洲联盟农业、环境、渔业和农村发展政策在北爱尔兰的执行情况。

（三）英国卫生部

英国卫生部（Department of Health and Social Care，DHSC）作为英国政府部门，负责制定健康和成人社会关怀事务方面的政府政策及指导方针。其于2013年正式推出颜色标识系统（Colour-coded system），又称"交通灯"营养标签（Traffic-light labelling system）。2006年，由英国食品标准局引入该概念，属于非强制性标识，目前已实现在英国的大多数大型超市和主流品牌的使用，至少约2/3的预包装食品和饮料在包装正面使用该标识系统。

"交通灯"内的文字信息（图4-9）包含营养成分名称、营养成分含量和每日推荐摄入百分比这3类。其中，"红灯"表示该食品包含所标示的营养成分含量

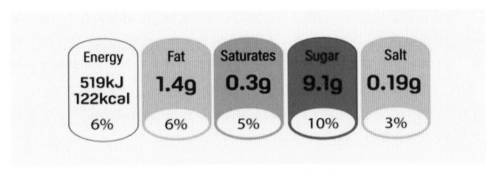

图4-9　英国卫生部"交通灯"标签

过高，消费者需考虑减少摄入量；"黄灯"表示该食品包含所标示的营养成分含量适中，消费者可适量摄入；"绿灯"表示该食品包含所标示的营养成分含量较低，消费者可考虑提高摄入量。

（四）英国食品标准局

为加强食品安全监管，英国政府于2000年成立了食品标准局（Food standards agency，FSA），保护公共健康和消费者的利益。食品标准局是一个独立的监督机构，不属于任何政府部门。该局的工作主要为监管食品安全，在保护消费者的同时减轻食源性疾病所带来的经济负担。

2020年10月15日，FSA发布动物源性食品健康与识别标签指南（Guidance on the health and identification marks），该指南发布的目的是在欧盟过渡期结束后，动物源性食品（Products of Animal Origin，POAO）如肉蛋乳制品必须标有健康识别标签（Health and identification marks，以下简称"健康标签"）。同时指南要求，2023年12月31日之后，英国市场上不能出现使用"UK/EC"的动物源性食品，北爱尔兰市场的动物源性食品必须使用"UK（NI）EC"标签。截至2024年1月，指南显示对于动物源性食品从英国运输至北爱尔兰的相关规定尚在审查中，将在后续时间更新。

健康标签在动物源性食品（主要包括生肉等）中的使用需由当局主管机关负责并监督，并需标示出该产品适合人类食用。该标签在英格兰、威尔士和北爱尔兰由FSA主管，在苏格兰地区则由苏格兰食品标准局（Food standards scotland，FSS）主管。

食品企业在动物源性食品上使用健康标签，以表明该标记是在根据食品安全和卫生法规批准的企业中生产的，标签形式通常印刷于外包装或附带标签等。

健康标签必须是一个清晰、不可擦除的椭圆形标志，必须包含大写的"英国"全称或英格兰、苏格兰和威尔士生产的动物源性食品的"GB"或"UK"缩写，后跟机构的认证编码。英国政府建议在可行的情况下使用完整的国家代码"英国"（图4-10）。对于在北爱尔兰生产的动物源性食品，健康标签必须包含大写的"英国（北爱尔兰）"［UK（NI）］缩写，后跟机构的认证编码。认证编码下方还必须包含字母"EC"（图4-11）。

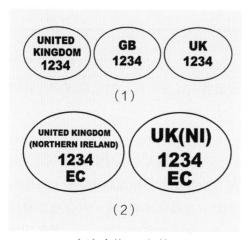

（1）全英可用标签
（2）英国（北爱尔兰地区）可用标签
图4-10 经FSA批准的健康标签

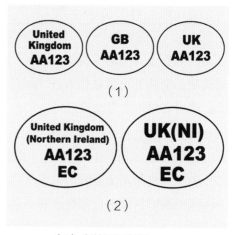

（1）全英可用标签
（2）英国（北爱尔兰地区）可用标签
图4-11 经地方当局批准的健康标签

二、瑞士农产品品质评价与分等分级

瑞士为多山国家，农业用地面积有限，农业发展以保障国民供应、保护自然资源、维持农村现状为目标。由瑞士联邦议会制定发布了《农业法》等众多详细具体的法规，严格实行农业保护。因此，瑞士农业及农产品竞争力有限，主要由政府通过多种补贴保证农业生产，满足国内消费。

虽然农业在瑞士经济总量中所占的份额很小，但它对旅游业发挥着重要的作用，同时也保障了国家的食品供应。绝大多数农产品在国内市场上销售，某些产品如干酪和谷物等也出口国外。多年来，瑞士的有机农业一直稳步发展。现在，瑞士全国超过12.2%的农场都从事有机农业生产。目前瑞士食品市场上7.7%的产品都是有机产品。任何想要在瑞士市场上销售农产品的有机农户都必须获得瑞士有机认证标签（图4-12），覆盖以下类型：有机农业、加工、贸易、野生采集、养蜂、蘑菇养殖和水产养殖。瑞士对进口有机农产品的法规依据则依照最新版本的《瑞士有机农业条例》，具体由瑞士联邦政府中联邦经济、教育和科研部下设的瑞士联邦农业局（FOAG）负责并赋权相关认证机构和检验机构。

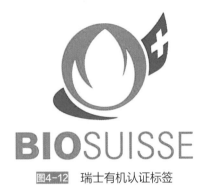

图4-12　瑞士有机认证标签

2017年1月1日，瑞士新修订的《商标保护法》和《徽章保护法》（法规编号：232.21）正式生效，《瑞士商标保护条例》（法规编号：232.111）《食品"瑞士属性"条例》（法规编号：232.112.1）《注册登记条例》（法规编号：232.112.2）和《徽章保护条例》（法规编号：232.211）也相应做出修订，修订的主要目的在于加大对"瑞士制造"和"瑞士十字"等瑞士属性标识的保护力度。相关法规对外国企业也适用。新法规定，种植业和养殖业等农业产品（包括乳和乳制品）原材料100%来源于瑞士，普通食品原材料总质量的80%以上来自瑞士，且上述产品关键加工步骤必须在瑞士完成，方可使用瑞士属性的标识。对于咖啡、黑巧克力等原材料在瑞士无法获得的产品，则要求生产过程全部在瑞士进行；酒、饮料等饮品只有在产品中的水来源于瑞士、构成产品的基本特征且不是用于稀释时，才可以在产品上使用瑞士属性的标识。

第五章

日本农产品品质评价与分等分级

第一节　日本农产品相关法律法规

日本人口约占世界人口的2.2%，但耕地面积仅占世界耕地面积的0.4%，其80%的国土为山地或丘陵，农耕用地零碎分散。这使日本农业具有经营规模小、生产成本高、粮食自给率低等特点。日本政府一直致力于实现食品农产品自给率100%的目标，并于2020年实现了食品自给率50%的目标。为了确保稳定的市场供应和适应日本消费者不断提升的对安全、营养、健康产品的需求，近年来日本政府持续修订、调整相关法律法规与标准体系，力求建立完善的食品安全机制以确保安全，提升农产品食品的营养健康价值并探索新需求，发展日本国内农产品消费进而推广日本饮食方式，实现农产品食品全球市场的战略扩张。

日本保障农产品质量安全的法律法规体系由基本法律和一系列专业、专门法律法规组成。《食品卫生法》和《食品安全基本法》是两大基本法律。《食品卫生法》自1948年厚生劳动省颁布实施以来进行了数十次修订，最近一次修订是在2023年1月19日。日本参议院在2003年5月16日通过了《食品安全基本法》，该法确立了"以人为本""科学评价""全产业链监控"的安全管理理念。

目前除两大基本法外，日本与农产品质量安全有关的法律有300多部，这些法律法规涵盖5个方面，即农产品质量、食品卫生、投入物（饲料添加剂、农药及兽药等）、动物防疫和植物保护，如《关于农林物质的规格化及品质表示的正确化法规》《食品卫生小六法》《农药取缔法》《肥料取缔法》《家禽传染病预防法》《屠宰场法》《食品制造过程管理高度化临时措施法》《健康增进法》《农林产品品质规格和正确标识法》《植物防疫法》《家畜传染病防治法》《农药管理法》《饲料添加剂安全管理法》《转基因食品标识法》《包装容器法》《有机农产品及特别栽培农产品标志标准》等一系列法律法规。依据这些法律法规，日本厚生劳动省颁布了2000多个农产品质量标准和1000多个农药残留标准，农林水产省颁布了7类、300多种农产品品质规格标准。

其中，涉及农产品等级规格及品质管理的法律法规主要有《食品、农业和农村基本法》《食品安全基本法》《关于农林物质的规格化及品质表示的正确化法规》(农业标准化法，即《JAS法》)《食品卫生法》《健康增进法》《食品标识基准》等，从政策规划、安全保障、标准化生产、卫生准则、营养强化与保健、标签标识的表示等方面全方位管理农产品/食品。这些法规标准各有自己的规范领域，但也存在一定的交叉。

1999年，日本废止了1961年颁布的《农业基本法》，制定了新的《食品、农业和农村基本法》，并于2015年进行第四次修订，提出了农业生产经营的改革措施，制定了新的发展指标，系统推出了保证稳定的食品供应，强化农业可持续发展等系列兴农政策，反映出更重视提升农产品价值的思路。2003年，日本颁布《食品安全基本法》，以确保国民健康和食品安全为目的，确定了从农田到餐桌的全过程管理，明确了风险分析方法在食品安全管理体系中的应用，规定了国家和地方公共团体、食品业界、消费者的责任和义务，建立了食品影响人体健康的评价制度，设立了下辖于内阁的食品安全委员会。《JAS法》是1950年制定、1970年修订、2000年全面推广的对日本农林产品及其加工产品进行标准化管理的制度。《食品卫生法》制定于1947年，后经多次修订，其宗旨是改善和促进公众健康，保护消费者远离由饮食导致的健康危害。1952年日本提出食品营养强化建议，颁布了《营养改善法》，其后多次修订，2002年《营养改善法》被废止，日本开始实施《健康增进法》。2015年，为了更利于消费者理解、生产者执行、监管者管理，日本将原先涉及食品标签的《食品卫生法》《JAS法》《健康增进法》中的58项标准整合改进为新的《食品标识基准》，并于当年实施。

从发展历程上看，早在20世纪40~50年代，日本就已开始制定农产品食品相关法律法规与标准体系，并在近半个世纪的时间里不断修订，结合本国国情并大量吸收欧美的先进经验，建成了全球最严格的食品检测标准和执行体系，至今仍在此基础上进行持续健全与改善。本章从农产品分等分级规格标准规范、营养健康属性评价及认证规范两方面，综合概述日本农产品品质评价及分等分级的标准化体系现状。

第二节　日本农产品分等分级方法

日本对农产品品质等级规格相关的要求从种植、生产、加工，到储运、污染物、最大农兽药残留限量，以及配套的检测、抽样等方面都有一系列标准化管理规范。其中，最具品质规范管理作用的代表性标准化体系是日本于1950年制定的《JAS法》，其通过制定恰当、合理的农产品分级标准，改进农产品品质，引导合理化生产，方便消费者选择产品。《JAS法》已成为日本农业标准化最重要的管理制度。

一、JAS等级规格标准

从《JAS法》的名称看，《JAS法》主要包括农林物质质量规格标准化和质量标识标准化两部分。农林水产省制定等级规格标准，生产商自愿接受相关监管部门的检查，若产品符合标准，则被允许标有JAS标志。质量标识标准化是要求所有生产商、加工商、经销商按照规定的质量标识标准为其产品标注正确的标签，以便消费者识别、选购食品。

一个农林产品JAS标准的内容一般包括适用范围、术语定义、等级要求、正确标识等，还有测定方法、合格认证、注册标准、生产许可证认定技术要求等一系列配套标准，使该农林产品种植、生产、检测、注册、认证、标识全方位标准化。

农产品食品类的JAS规格化标准有46大类（表5-1），包括已包装的农产品、畜产品、水产品及以其为原料或材料加工制造的产品，如农产品腌制品、食用精制加工油脂、面包粉、干面粉类、方便面类、植物蛋白、果汁饮品等。这些产品的规格化标准主要涉及以下4个方面：①质量规格标准，涉及的内容有名称、原产地、产品固有特性、色泽、成熟度、新鲜度、清洁度、完整性及病虫害损伤或其他损伤情况、产品形状、尺寸、质量、成分、包装等，其中，涉及大小的标准根据商品种类的不同而有所不同，分级主要以产品的质量、长度、直径及一个标准包装所装的个数等为指标；②认证技术标准，包括场地、设施、品质管理、相关人员等的标准；③检查方法标准，包括合格、不合格产品检出、抽样、检测、分析、鉴定方法等；④等级表示的样式、方法标准，包括标识的大小、尺寸标准，分为A、B、C、D 4个样式。

表5-1　农产品食品类的JAS规格化标准

序号	名　称	质量规格标准	认证技术标准	检查方法标准	等级表示的样式、方法标准
1	包装的农产品	√			
2	包装的畜产品	√	√		
3	包装的水产品	√			
4	豆乳	√	√		
5	胡萝卜汁及胡萝卜混合汁	√	√		
6	汉堡包	√	√		
7	冷冻汉堡牛排	√			
8	冷冻肉丸	√	√		
9	干面（挂面）	√	√		
10	方便面	√	√		
11	植物性蛋白	√	√		
12	面包粉	√	√		
13	农产品腌菜	√	√	√	√
14	番茄加工产品	√	√		
15	果酱	√	√		
16	切片鱼干	√	√		
17	鱼干	√	√		
18	葡萄糖	√	√		
19	果葡糖浆及添加砂糖的果葡糖浆	√	√		
20	酿造醋	√	√		
21	精制猪油	√	√		
22	人造黄油	√	√		
23	起酥油	√			
24	食用精制油脂	√	√		

续表

序号	名　称	质量规格标准	认证技术标准	检查方法标准	等级表示的样式、方法标准
25	易咀嚼食品	√	√		
26	果汁饮料	√	√	√	
27	纯苹果汁	√			
28	碳酸饮料	√	√	√	
29	培根	√	√	√	
30	火腿	√			
31	成型火腿	√			
32	香肠	√			
33	通心粉	√	√	√	
34	调味汁	√	√	√	
35	风味调料	√	√	√	
36	汤料包	√	√	√	
37	伍斯特酱	√	√	√	
38	酱油	√	√	√	
39	食用植物油脂	√	√	√	√
40	熟培根	√	√	√	
41	熟火腿	√			
42	熟香肠	√			
43	手抻的干面类	√	√	√	√
44	鸡肉	√	√	√	
45	应用人工种苗生产技术的水产养殖产品	√	√	√	
46	残障人士参与生产的食品	√	√	√	

二、农产品等级规格标准示例

（一）食用油脂——芝麻油

芝麻油的等级规格化标准如表5-2所示，食用芝麻油分为芝麻油、精制芝麻油、芝麻色拉油3个等级。

表5-2 芝麻油等级规格化标准

项目		规格标准		
		芝麻油	精制芝麻油	芝麻色拉油
品质标准	一般性状	有芝麻特有的香味，大致清澈	清澈，香味良好	清澈，口感好，香味良好
	色泽	特有的色泽	特有的色泽	黄<25，红<3.5 [罗维朋（Lovibond）方法133.4mm比色皿]
	水分与杂质	<0.25%	<0.1%	<0.1%
	相对密度（25℃）	0.914~0.922	0.914~0.922	0.914~0.922
	折射率（n^{20}）	1.470~1.474	1.470~1.474	1.470~1.474
	冷却试验	—	—	5.5h，清澈
	酸价（以KOH计）/（mg/g）	<4.0	<0.20	<0.15
	皂化价（以KOH计）/（mg/g）	184~193	184~193	184~193
	碘值（以l计）/（g/100g）	104~118	104~118	104~118
	非皂化物/%	<2.5	<2.0	<2.0
	原材料	不得使用芝麻以外的物品	不得使用芝麻以外的物品	不得使用芝麻以外的物品
	添加剂	（1）符合国际食品法典委员会《食品添加剂通用标准》（CODEX STAN 192—1995，Rev.7—2006）中3.2的规定，使用条件符合3.3的规定 （2）准确记录使用量并保留记录 （3）将符合规定（1）的信息以下列方式之一传达给普通消费者： ①利用互联网为公众提供信息 ②用宣传册、传单及其他使消费者容易接收的方式 ③在店铺内消费者易见的地方标示 ④在产品上标明咨询热线，当消费者咨询时向消费者传达		
	内容物质量	正确标示内容物质量		
食用油脂的检测方法标准		包括14项：一般性状、色泽、水分与杂质、相对密度、折射率、熔点、冷却试验、酸价、皂化价、碘价、非皂化物、脂肪酸中油酸的比例、过氧化值		

续表

项目	规格标准		
	芝麻油	精制芝麻油	芝麻色拉油
质量标识标准	名称（品名）		
	原材料名		
	添加剂（要求与原材料名称明确区分）		
	内容物质量		
	保质期		
	保存方法		
	原产国名（如果是非进口产品，该项可省略）		
	制造商（如果是经销商、加工商、进口商，则要明确标示）		

（二）玄米（糙米）

玄米（糙米）分为水稻粳米糙米及水稻糯米糙米、陆稻粳米糙米及陆稻糯米糙米、酿造用糙米3种规格。表5-3所示为水稻粳米糙米及水稻糯米糙米的分级标准，分为1等、2等、3等3个等级，不符合这3个等级且异种谷粒与异物合计占比小于50%的属于规格外等级。

表5-3　水稻粳米糙米及水稻糯米糙米的等级规格标准

等级	最低限度		最高限度							
				损伤粒、死米、有色粒、异种粒及异物占比						
							异种粒			
	整粒占比/%	形质	水分含量/%	合计占比/%	死米占比/%	有色粒占比/%	稻谷占比/%	麦占比/%	除稻谷、麦的谷粒占比/%	异物占比/%
1等	70	1等标准品	15.0	15	7	0.1	0.3	0.1	0.3	0.2
2等	60	2等标准品	15.0	20	10	0.3	0.5	0.3	0.5	0.4
3等	45	3等标准品	15.0	30	20	0.7	1.0	0.7	1.0	0.6

（三）大豆

大豆分为普通大豆、特定加工用大豆、种子大豆3种规格。表5-4所示为普通大豆和特定加工用大豆的等级标准。3个等级的普通大豆还可再分别细分为大粒、中粒、小粒和极小粒。大粒、中粒、小粒和极小粒的粒径规格标准分别为7.9mm、7.3mm、5.5mm和4.9mm（不含几个特殊产地的大豆粒径规格）。

表5-4　大豆的等级规格标准

大豆类型		最低限度		最高限度			
		整粒占比/%	形质	水分含量/%	损伤粒、未熟粒、异种粒及异物占比			
					合计占比/%	明显损伤粒占比/%	异种粒占比/%	异物占比/%
普通大豆	1等	70	1等标准品	15.0	15	1	0	0
	2等	70	2等标准品	15.0	20	2	1	0
	3等	70	3等标准品	15.0	30	4	2	0
	规格外	不符合这3个等级且异种粒与异物占比合计小于50%的属于规格外等级						
特定加工用大豆	合格	70	标准品	15.0	35	5	2	0
	规格外	不符合合格等级且异种粒与异物占比合计小于50%的属于规格外等级						

《JAS法》依据农林产品的用途，以农产品收货时极易检测、便于操作的感官特性为主要分级指标，将农产品食品进行分等分级，为消费者了解农产品食品的有关质量信息提供方便，确保农产品质量安全。此外，在《JAS法》的基础上，日本推行了食品追踪系统，给农产品食品标明产地、农药使用情况、加工厂家、原料、流通环节以及各个阶段的日期等信息。通过追踪系统可以快速追查到食品在生产、加工、流通环节等各阶段使用原料的来源、制造商、销售商等记录，保障了食品的质量与安全，在发生食品安全事故时也可以及时查明原因，追踪问题，进行食品召回。

第三节　标签标识

日本消费者厅发布的《食品标识法》（2013年法律第70号）整合了《食品卫生法》《JAS法》和《健康增进法》中涉及食品标识的相关内容，将营养成分标识、营养成分强调声称、过敏原标识、食品的保健功能声称等内容做了统一规定，建立了食品标识制度，《食品标识基准》于2015年4月开始实施，明确了标识项目的表示标准，包括名称、原料、添加剂、过敏原、营养成分含量、热量、营养成分强调声称、功能声称、保存方法、保质期、原产地、原产国等。

一、原料原产地标识

所有生鲜品、进口食品、部分加工食品（鱼干类、年糕、绿茶、干蘑菇类等22种食品及鳗鱼加工品、酱菜、蔬菜冷冻食品、饭团）均需要明确标注原产地。从2017年9月起，日本产的所有加工食品必须标注其质量占比最大的原料的原产地，并从2022年4月开始针对上述原料全部实施该规定。

二、添加剂标识

日本要求加工食品中的添加剂与原料作明显区分标示，可用的区分方式为：原料与添加剂之间画斜线区分、原料与添加剂之间画横线区分、原料与添加剂换行区分、原料与添加剂分专栏区分等。

三、营养成分标识

关于营养成分，日本要求所有加工食品和添加剂都要标示营养成分，强制标示热量、蛋白质、脂肪、碳水化合物、钠（以食盐当量标示），推荐标示饱和脂肪酸和膳食纤维两种成分，其他营养成分由企业自愿标示。对于生鲜食品，非强制标示的营养成分，企业可自愿标示。

日本在营养成分强调声称方面引进了国际食品法典委员会的绝对差值和相

对差值的概念。可声称的营养成分如表5-5所示，根据规定的营养成分基准值可分别标示"富含""含有""强化"3个不同级别。其中，蛋白质和膳食纤维的强化声称，含量不仅要高于强化的标准值，还要与其他同类产品的相对差值保持在25%以上。对于热量、脂肪、饱和脂肪酸、胆固醇、糖类及钠的低减声称（表5-6），也是不仅要低于所规定的低减声称标准值，还要与其他产品保持25%以上的相对差值。但对于降低25%的钠会对保存有影响的食品除外。在无添加声称方面，糖、钠等成分可以声称"不含"或"低含量"。每100g或每100mL食品中糖含量小于0.5g或钠含量小于5mg，可以声称未添加。

表5-5　营养成分强调声称的基准值

营养成分	标识"富含" 每100g（mL）食品	标识"含有" 每100g（mL）食品	标识"强化" 每100g（mL）食品
蛋白质	16.2g（8.1g）	8.1g（4.1g）	8.1g（4.1g）
膳食纤维	6g（3g）	3g（1.5g）	3g（1.5g）
锌	2.64mg（1.32mg）	1.32mg（0.66mg）	0.88mg（0.88mg）
钾	840mg（420mg）	420mg（210mg）	280mg（280mg）
钙	204mg（102mg）	102mg（51mg）	68mg（68mg）
铁	2.04mg（1.02mg）	1.02mg（0.51mg）	0.68mg（0.68mg）
铜	0.27mg（0.14mg）	0.14mg（0.07mg）	0.09mg（0.09mg）
镁	204mg（102mg）	102mg（51mg）	68mg（68mg）
烟酸	3.9mg（1.3mg）	1.95mg（0.98mg）	1.3mg（1.3mg）
泛酸	1.44mg（0.72mg）	0.72mg（0.36mg）	0.48mg（0.48mg）
生物素	15μg（7.5μg）	7.5μg（3.8μg）	5μg（5μg）
维生素A	231μg（116μg）	116μg（58μg）	77μg（77μg）
维生素B_1	0.36mg（0.18mg）	0.18mg（0.09mg）	0.12mg（0.12mg）
维生素B_2	0.42mg（0.21mg）	0.21mg（0.11mg）	0.14mg（0.14mg）
维生素B_6	0.39mg（0.20mg）	0.20mg（0.10mg）	0.13mg（0.13mg）
维生素B_{12}	0.72μg（0.36μg）	0.36μg（0.18μg）	0.24μg（0.24μg）
维生素C	30mg（15mg）	15mg（7.5mg）	10mg（10mg）
维生素D	1.65μg（0.83μg）	0.83μg（0.41μg）	0.55μg（0.55μg）
维生素E	1.89mg（0.95mg）	0.95mg（0.47mg）	0.63mg（0.63mg）
维生素K	45μg（22.5μg）	22.5μg（11.3μg）	15μg（15μg）
叶酸	72μg（36μg）	36μg（18μg）	24μg（24μg）

表5-6　热量及营养成分低减声称的基准值

营养成分及热量	标识"不含"	标识"低含量"	标识"含量减少"
	每100g（mL）食品	每100g（mL）食品	每100g（mL）食品
热量	5kcal（5kcal）	40kcal（20kcal）	40kcal（20kcal）
脂肪	0.5g（0.5g）	3g（1.5g）	3g（1.5g）
饱和脂肪酸	0.1g（0.1g）	1.5g（0.75g）（仅限于饱和脂肪酸供能占该食品供能的10%以下的食品）	1.5g（0.75g）
胆固醇	5mg（5mg）［仅限于饱和脂肪酸含量小于1.5g（0.75g）且饱和脂肪酸供能占该食品供能的10%以下的食品］	20mg（10mg）［仅限于饱和脂肪酸含量小于1.5g（0.75g）且饱和脂肪酸供能占该食品供能的10%以下的食品］	20mg（10mg）［仅限于与其他同类产品相比较饱和脂肪酸减少量达1.5g（0.75g）以上的食品］
糖类	0.5g（0.5g）	5g（2.5g）	5g（2.5g）
钠	5mg（5mg）	120mg（120mg）	120mg（120mg）

四、功能声称标识

可以在产品包装上标示功能声称的食品统称为保健功能食品，包括营养功能食品（FNFC）、特定保健用食品（FOSHU）以及功能性标识食品（FFC）3类，其可标示的内容、成分、审批方式等如表5-7所示。

表5-7　保健功能食品标识

项目	营养功能食品（FNFC）	特定保健用食品（FOSHU）	功能性标识食品（FFC）
标识方式	于包装的明显位置标"营养功能食品"字样，用括号标记营养成分。如：营养素功能食品(钙)	消费者厅许可 特定保健食品／消费者厅承认 条件付き 特定保健食品	于包装的主标识版面标示"功能性标识食品"字样，下面附有申报号
标识内容	营养成分含量营养成分功效	营养成分含量特定保健用途降低疾病风险	营养成分含量功能成分保健功能
标识成分	ω-3脂肪酸6种矿物质13种维生素	功能性低聚糖、膳食纤维、肽类、乳酸菌、双歧杆菌、类胡萝卜素类、多酚类等	可定量保健功能、作用机制明确的成分（降低疾病风险的除外）

续表

项目	营养功能食品 （FNFC）	特定保健用食品 （FOSHU）	功能性标识食品 （FFC）
标识对象	生鲜食品、加工食品 （包括片剂、胶囊型食品）	加工食品、生鲜食品	生鲜食品、加工食品（酒精饮料除外，已标示为FNFC、FOSHU的产品不可重复申请）
审批方式	规格基准型： 营养素含量符合消费者厅规定的上、下限值范围，无需单独审批	4种方式： 个别许可型 规格标准型 降低疾病风险型 条件许可型	企业向消费者厅申报备案： 终产品的临床试验结果/终产品的系统性研究综述/功能成分的系统性综述

五、过敏原标识

因乳、蛋、小麦、荞麦、花生、虾、蟹7种食材可诱发过敏且相关食物过敏案例数量大，症状和后果较严重，日本要求在含有这7种特定原料的加工食品以及以这7种特定原料为来源的添加剂上强制标示过敏原。

推荐标示鲍鱼、鱿鱼、鲑鱼籽、鲑鱼、鲭鱼、牛肉、鸡肉、猪肉、松茸、腰果、胡桃、芝麻、大豆、山药、猕猴桃、橙子、香蕉、桃子、苹果、明胶这20种原料，因为这20种原料的致敏性被广泛认知，但过敏症状严重度不及上述7种特定原料，所以要求含有这20种原料的加工食品尽可能标示出过敏原。

原则上，过敏原的标示主要采取单独标示的方式，也认可统一标示的方式。单独标示指加工食品的原料中含有上述27种原料时，每个原料后用括号单独标示过敏原，如酱油（含有大豆、小麦）、蛋黄酱（含有大豆、蛋、小麦）等。当加工食品中使用以上述27种原料为来源的添加剂时，添加剂名称后面用括号单独标示过敏原，如卵磷脂（蛋来源）、酪蛋白（乳来源）等。统一标示指原料项下或添加剂项下，用括号统一标示所有过敏原，如原料名单的最后用括号标注"部分含有大豆、乳成分"。

六、转基因标识

日本要求转基因玉米、马铃薯、大豆、甜菜、木瓜、油菜籽、棉花籽、紫花苜蓿8种农产品及以上述8种转基因农产品为主要原料的加工食品强制标示"转基因"。添加剂豁免转基因声称。主要原料指该加工食品所使用原料中其质量位于前3位，且其质量占总质量5%以上的原材料。对于目前要求强制标示转基因的加工食品，利用普遍认可的最新检测技术可检测出产品中转基因来源的脱氧核糖核酸（DNA）或蛋白质。

七、罚则

对于违反食品标识标准的业者，可令其停止业务；对于违反法律法规的企业家（法人）可处以3亿日元以下罚款；对于伪造原产地的食品销售者（法人）可处以1亿日元以下罚款。这样的惩罚力度远高于原《食品卫生法》中最高罚款1亿日元的规定。

八、JAS标识

JAS标识的赋予采取认证制，需要经过国家认可的注册认证机构对生产商、经销商的设施、生产、品质、检查等管理体制进行充分认证，并对实施情况进行定期检查。JAS标识分为以下5种。

（一）一般JAS标识

适用于在等级、成分、性能等质量指标方面符合一般JAS标准的农产品食品。

（二）特定JAS标识

适用于以特定方式生产、满足特定JAS标准、与同类一般产品相比较具有鲜明品质特征的产品（如纯苹果汁）。

（三）定温管理流通JAS标识

适用于从生产到销售均采用恒温控制的产品。受理盒装午餐（包括寿司和炒饭）的认证。

（四）生产信息公示的JAS标识

适用于符合生产信息公示的JAS标准，如公开了所使用的饲料、兽药信息的牛肉、猪肉类产品，公开了所使用的农药、肥料等信息的农产品以及养殖鱼类。该标识的设立基于消费者越来越关注饮食，为使消费者有更多自主选择食品的权利，经营者需将食品的生产信息（如生产商、生产地址、农药与肥料的使用情况等）准确地传达给消费者。

（五）有机JAS标识

日本的有机食品采取有机JAS制度进行认证。根据JAS法，按照有机JAS规格标准生产并经第三方机构检查认证的生产制造商可以使用有机JAS标识。可进行有机认证机构的包括食品环境检查协会等54家日本国内认证机构以及12家国外认证机构。不附带有机JAS标识的农产品以及农产品加工食品，禁止标示"有机"或类似的误导消费者的名称。有机JAS标准指出，农产品生产过程中不得使用化肥、农药，也不得使用转基因技术，并对种植环境、肥料、土壤改良剂等有明确要求。与有机农产品食品相关的其他准则包括：有机农产品生产商认证技术标准、有机加工食品制造商认证技术标准、有机农产品加工食品生产过程的检查标准、有机食品的标示方法等。

基于"关于推进有机农业的法律"，2007年4月，农林水产省制定了"关于推进有机农业发展的基本方针"，侧重整备有机农业的开展条件，经过7年的发展，于2014年4月又制定了新的基本方针，以大力推广有机农业发展作为核心，继续加强有机农业从业者及其关联者的协作，并联合地方公共团体共同推进相关政策的实施，促进有机农业的发展。

第四节　认证体系

日本的营养健康农产品食品是分类管理认证的，评价标准各不相同。食品依据营养健康标示方式的不同被分为三大类（图5-1）：①一般食品，包括市售的营养辅助食品、健康辅助食品、营养调整食品等，需标出营养成分及含量（若符合表5-6中的标准，可涉及营养成分的低减声称），但不得有健康声称（也称为功能声称），如带有"JHFA"标识的健康辅助食品。②保健功能食品，包括营养

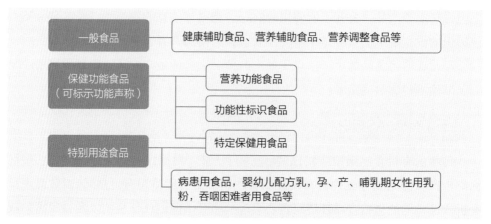

图5-1 日本营养健康相关食品的分类

功能食品、功能性标识食品、特定保健用食品3类，这3类产品可以在标签上标示功能声称。③特别用途食品，包括特定保健用食品，病患用食品，婴幼儿配方乳，孕、产、哺乳期女性用乳粉，吞咽困难者用食品等，这些产品可以标示出其特殊用途是面向特定人群的。

一、JAS认证

JAS标识的注册认证机构每4年接受一次注册更新，须在有效期满之日的6个月前进行更新申请，否则失效。注册认证机构包括：日本即席食品认定协会、日本谷物检定协会、日本食品分析中心、日本食品油脂检查协会、日本果汁协会、肉类科学技术研究所等共15家协会或技术中心。

一般的产品认证注重终产品的检测标准或指标。而JAS认证不同于一般的产品认证，它要求企业在良好的管理体系下，对种植、生产、设备、质量控制及其人员、产品质量检测等全方位进行控制，主要包括：①严格的管理体系，要求每一个生产环节、检测环节、流通环节等都有完善的记录和专人管理；②合格的生产设备和检测仪器，并不是生产出来的产品合格即可，而是其生产设备和检测仪器等也要达到标准要求；③专门的质量控制人员，JAS认证要求在分等分级、外观质量检测、理化检测等方面都要有满足JAS标准要求的人员。

二、营养成分健康的相关评价与管理

（一）带有JHFA标识的健康辅助食品

健康辅助食品、营养辅助食品是以补充营养成分和/或非营养素类生物活性物质而达到保健目的的食品。为规范市场并方便消费者的判断与选择，日本于1985年就开始实行"健康食品"认定制，由日本健康营养食品协会（Japan Health Food & Nutrition Food Association，JHFA）认定并管理。JHFA负责制定产品的相关标准，目前已制定了11大类和69小类标准，由医学、营养学专家组成的审查认定委员会对产品的卫生与营养标签内容进行审批，符合标准的获批为"认定的健康食品"，可在包装上标注JHFA标识，但不得有与健康相关的功能声称。

到目前为止，JHFA产品共计264个，主要划分为11大类：蛋白质类（如蛋白粉、蚬贝提取物、牡蛎提取物等）、脂类［如含二十碳五烯酸/二十二碳六烯酸（EPA/DHA）的精制鱼油、大豆卵磷脂、月见草油等］、糖类（如膳食纤维、低聚糖、黏多糖、壳聚糖等）、维生素类（如小麦胚芽油、大麦胚芽食品、含维生素E的植物油、含维生素C的食品等）、矿物质类（如含钙食品）、发酵产品类（如酵母食品、乳酸菌食品、植物提取物发酵饮料等）、藻类（如螺旋藻、小球藻）、菌菇类（如蘑菇、灵芝）、草药等植物成分类（如绿茶提取物、大蒜食品、大豆异黄酮食品、银杏提取物、越橘提取物等）、蜂产品类（如花粉、蜂胶、蜂王浆）、其他类（如葡萄糖酸、辅酶Q10）。表5-8所示为小麦胚芽油的JHFA标准。

表5-8　小麦胚芽油的JHFA标准

项目	产品标准		
	食用小麦胚芽油	含维生素E的食用小麦胚芽油	小麦胚芽油加工食品
1粒软胶囊中，或1g油状、膏状、微胶囊中D-α-生育酚含量	2～10mg	10～100mg	2～100mg
明胶等被包材料含量	小于1粒总质量的50%		
酸价	<5/KOH/（mg/g）	<5/KOH/（mg/g）	<10/KOH/（mg/g）
过氧化值	<10mEq/kg	<10mEq/kg	<30mEq/kg

续表

项目		产品标准		
		食用小麦胚芽油	含维生素E的食用小麦胚芽油	小麦胚芽油加工食品
农药残留	异狄氏剂和狄氏剂（含艾氏剂）	不得检出		
	六六六（BHC）	<0.2mg/kg		
	滴滴涕（DDT）	<0.2mg/kg		
	对硫磷	<0.3mg/kg		
	马拉硫磷	<0.2mg/kg		
	杀螟硫磷	<0.2mg/kg		
	溴	<50mg/kg		
多氯联苯（PCB）		不得检出		
砒霜（以As计）		<2mg/kg		
重金属（以Pb计）		<20mg/kg		
细菌数		<3×10^3个/g		
使用己烷、氢氧化钠或酸性黏土时		不得残留		
每日推荐量维生素E（以D-α-生育酚量计）		<300mg		

（二）特定保健用食品（FOSHU）

1991年，日本将具有保健功能的食品定名为"特定保健用食品"（Food for Specified Health Use，FOSHU），目前其既属于"保健功能食品"又属于"特别用途食品"。FOSHU指含有特定成分、可以调节人体生理功能的食品，功效性与安全性均有明确的科学依据，样品需由国立健康营养研究所或其他登录在册的机构完成检测并出具相应结果报告，再经过消费者委员会和食品安全委员会审批，最终获得消费者厅批准的产品可标示特定保健用食品的标识。FOSHU产品虽然可明确标示功能性声称，但不可声称治疗作用，并且包装上还必须注明推荐摄入量及过量服用警告等，不得有任何误导消费者的信息。

FOSHU产品的评价审批标准主要涉及8项：①产品以有助于改善饮食生活以及维持和增进健康为目的；②在医学、营养学上证明产品及其有效成分具有明确的保健功能；③在医学、营养学上可以准确确定产品及其有效成分的摄入量；④产品及其有效成分安全无毒；⑤有效成分的理化特性、生物学特征以及明确的定性定量分析方法；⑥同种食品普遍含有的营养成分和组成不被显著破坏；⑦产品是在日常饮食生活中能够被食用的食品，不得含有不能食用的物质；⑧产品及其有效成分禁止使用药品专用成分。

截至2019年，日本已批准的FOSHU产品有1068个，涉及的功能声称包括：调节肠道健康、有助于维持正常的胆固醇水平、有助于维持正常的胆固醇水平且调节肠道健康、有助于维持正常血压、促进矿物质吸收、促进矿物质吸收且调节肠道健康、维持骨健康、维持牙齿和牙龈健康、有助于维持血糖水平正常、有助于维持血清甘油三酯水平正常、有助于体脂肪和内脏脂肪分解、有助于血清甘油三酯与体脂肪降低、有助于体脂肪分解与维持正常胆固醇水平、适用于肌肤干燥的人群等。

2005年起，日本逐步扩大了个别许可型FOSHU的申请范畴，适当放宽了申请条件，增加了规格标准FOSHU、降低疾病风险FOSHU以及附带条件FOSHU，推进保健功能食品的分类发展，给消费者提供更多更准确的保健功能食品资讯，指导消费者选择适合自己的产品。

规格标准FOSHU是从已批准的FOSHU中筛选出来的，必须满足3个条件：①某种保健用途的FOSHU已超过100个；②其中的功能成分获得许可已超过6年；③多个企业的含该功效成分的产品获得批准。满足上述3个条件，表示获准产品较多，积累的科学证据较为充分，故这类产品不需要严格的个别审查许可，而是进行相对简单的规格标准审查即可获批。

降低疾病风险FOSHU指产品的功效成分在医学、营养学上已被广泛证实具有降低疾病风险时，允许其在标签上标示有降低疾病风险的作用。目前获得批准的功效成分包括钙和叶酸。

附带条件FOSHU产品的功效性及其作用机制的研究与判断标准达不到FOSHU的要求，调整了审批条件：①将功效性的差异显著性标准由5%放宽到10%；②健康声称的作用途径虽不够明确，但在有限的科学依据下，依然认为产品具有某种保健功效。这类产品的标识与原FOSHU产品有所区别，带有"附带条件"的字样。

（三）营养功能食品（FNFC）

2001年，日本设置了"营养功能食品"（Foods with Nutrient Function Claims，FNFC）。FNFC是为了补充特定营养素的食品，只要产品中营养素的含量符合标准即可审批为规格基准型。多年来，FNFC几经调整，目前产品类型既可以是加工食品，也可以是一般生鲜食品。营养素的种类共计20种，涉及ω-3系脂肪酸、6种矿质元素、13种维生素，摄入量的上下限标准及可标示的功能如表5-9所示。产品可标示某一营养素及该营养素的功能，同时包装上还需特别标注："本产品与FOSHU产品不同，未经消费者厅个别审查，大量摄取并不能增进健康"。

表5-9   FNFC产品中营养素的每日摄入量上下限标准及可标示的功能

营养素	每日摄入量下限	每日摄入量上限	可标示的功能
ω-3系脂肪酸	0.6g	2.0g	ω-3系脂肪酸是维持皮肤健康的营养素
锌（Zn）	2.64mg	15mg	Zn是保持正常味觉、维持皮肤和黏膜健康、参与蛋白质与核酸代谢以维持机体健康的营养素
钾（K）	840mg	2800mg	K是维持血压正常的必需营养素
钙（Ca）	204mg	600mg	Ca是牙齿和骨骼形成的必需营养素
铁（Fe）	2.04mg	10mg	Fe是红细胞生成的必需营养素
铜（Cu）	0.27mg	6.0mg	Cu是有助于红细胞生成、体内酶发挥正常作用、骨生成的营养素
镁（Mg）	96mg	300mg	Mg是牙齿和骨骼形成、体内酶发挥正常作用、能量生成、血液循环的必需营养素
烟酸	3.9mg	60mg	烟酸是维持皮肤和黏膜健康的营养素
泛酸	1.44mg	30mg	泛酸是维持皮肤和黏膜健康的营养素
生物素	15µg	500µg	生物素是维持皮肤和黏膜健康的营养素
维生素A	231µg	600µg	维生素A是有助于在夜间保持视力，并维持皮肤和黏膜健康的必需营养素
维生素B$_1$	0.36mg	25mg	维生素B$_1$是有助于碳水化合物产能，并维持皮肤和黏膜健康的营养素
维生素B$_2$	0.42mg	12mg	维生素B$_2$是维持皮肤和黏膜健康的营养素
维生素B$_6$	0.39mg	10mg	维生素B$_6$是有助于蛋白质产能，并维持皮肤和黏膜健康的营养素
维生素B$_{12}$	0.72µg	60µg	维生素B$_{12}$是有助于红细胞生成的营养素
维生素C	30mg	1000mg	维生素C是维持皮肤和黏膜健康，并具有抗氧化作用的营养素
维生素D	1.65µg	5.0µg	维生素D是促进肠道钙吸收，有助于骨骼生成的营养素
维生素E	1.89mg	150mg	维生素E是抗氧化、防止脂质氧化、维持细胞健康的营养素

续表

营养素	每日摄入量下限	每日摄入量上限	可标示的功能
维生素K	45μg	150μg	维生素K是维持凝血功能正常的营养素
叶酸	72μg	200μg	叶酸是有助于红细胞生成、有助于胚胎正常发育的营养素

（四）功能性标识食品（FFC）

2015年起，消费者厅增设了"功能性标识食品"（Foods with Function Claims，FFC），建立功能性标识食品体系。FFC指具有维持或增进健康作用的食品，其最重要的特点是在包装上突出了食品中含有的功能性成分及其功能声称。这些功能成分有助于改善机体状态，可标注"改善肠道功能""减缓脂肪吸收"等声称，也可标注对于人体作用的具体器官部位，如"有益保护眼睛""有益改善关节不适"等。这样标注的功能声称，对于厂家而言提高了产品的宣传效率，对于消费者而言可以快速了解产品特点。并且功能成分的健康作用都有充分的科学研究依据。除了功能成分、功能声称、常规营养标签外，FFC包装上需特别标注：请注意饮食均衡、大量摄取本产品不能治愈疾病或增进健康、本产品适宜或不适宜的人群等信息。

FFC由生产商全权负责，实行申报备案制。生产商需要在上市前60d向消费者厅提交其安全性、功效性的评价与科学依据（终产品的临床试验结果或终产品的系统性研究综述或功能性成分的系统性综述）、生产与质量管理方法、对健康损害情况的信息追踪系统、产品包装说明以及其他必要材料。提交的信息将在消费者厅的网站上公开。除酒精类以外的任何普通食品（已标注为FNFC、FOSHU的产品不可重复申报）都可以备案成为FFC。截至2018年底，已有1702个产品申请备案，其中823个产品是补充剂形态，855个产品以各种饮品、乳制品、醋、米饭、加工鱼、加工豆类等加工食品形态出现；此外，还有24个产品为生鲜产品，涉及橘子、豆芽、大米、高体鰤（海鱼）、苹果、番茄、辣椒、甘蓝8类农产品、水产品，涉及的功能成分主要是β-隐黄质、大豆异黄酮、γ-氨基丁酸、DHA/EPA、原花青素、木樨草素6类。

三、农产品营养健康属性的声称及认证

从营养健康标识产品的主要类别可以看出，日本对该类产品在是否标注功能

声称上加以区分，建立不同的标准，采用不同的管理方式。

（一）对于非功能声称的营养/健康产品，采用行业或第三方认证方式标示

带有"JHFA"标识的健康辅助食品、带有"JAS"标识的农产品食品都是不得有功能声称的产品，但与普通食品相比较，这类产品又具备一定的营养、健康、安全等方面的特色。因此，日本采用行业或第三方认证的方式，只要符合相关标准，即赋予其相应的特殊标识，以便于消费者识别。

在成熟的市场经济体系下，行业协会是与政府、企业、消费者并存的一个不可或缺的市场主体，不仅可以适当弥补管理法规方面的局限性，还可以在规范行业行为方面起到积极作用。第三方认证是一种信用保证形式，具有公开、公平、权威等特点，也是消费者比较认可的一种证明产品符合相关标准的评定方式。

（二）对于有功能声称的营养/健康产品，采取备案与审批并举的方式推进发展

具有功能声称的产品包括FOSHU、FNFC和FFC 3类，分别采取个别许可审批、规格标准审批以及备案制管理方式。但近年来，随着科技支撑、产品成熟情况以及市场需求的不断变化，FOSHU个别许可型审批也有所调整，增加了"规格标准FOSHU""降低疾病风险FOSHU""附带条件FOSHU"等审批方式。即便对审批的条件略有放松，自1991年以来，也仅批准了约1100个FOSHU产品。发展缓慢，审批监管过于严苛导致企业积极性不高。

为顺应市场需求、为消费者提供更多的可选择产品，日本开始重新研究保健功能食品的市场准入门槛，于2015年设立了备案管理、生产商全权负责的FFC。申请备案的FFC产品及其科技支撑信息公开透明，消费者、生产者、监管者三方都可以及时了解。FFC产品具有申请时间短、涵盖范围广、宣传效率高、消费者了解快的多重特点，自实施以来仅3年多的时间就已有1700多个产品备案，极大推动了日本保健功能食品产业的发展。已备案的产品中约50%以各类食品形态出现，特别是还有24个产品是生鲜产品（截至2018年底），这也非常契合FAO和WHO共同提出的发展营养导向型农业和食品体系的倡导。

FFC推出后，市场规模快速发展，2017年度（2017年4月—2018年3月）达到约2000亿日元。FFC的快速发展，体现出以市场需求为主导，以企业职责为主体，以政策引导为依托的日本保健功能食品/农产品产业的推进模式。

第六章

澳大利亚和新西兰农产品品质评价与分等分级

第一节　澳大利亚和新西兰农产品标准体系

一、澳大利亚和新西兰食品标准体系

澳大利亚-新西兰食品标准局（Food Standards of Australian and New Zealand，FSANZ）是澳大利亚和新西兰制定食品安全标准专门的独立非政府机构。首席科学家部门、风险评估部门从事风险评估工作，食品标准部门-堪培拉、食品标准部门-惠灵顿从事风险管理工作，法规事务部门从事风险交流工作。FSANZ仅负责制定标准，这些标准在澳大利亚由各州和地区执行，在新西兰则由初级产业部（MPI）执行。

澳大利亚、新西兰农产品质量安全标准统一由FSANZ组织制定。FSANZ主要是根据CAC标准，结合澳大利亚、新西兰的特点，制定适合两国的食品安全标准，标准涉及初级农产品、加工、包装及销售全部食品供应链。任何组织和个人都可以提出更新、修订标准的建议，经过若干轮审定后，最终由澳大利亚-新西兰食品法规部长委员会批准发布。澳大利亚的标准分为强制性和非强制性两类：农药残留、兽药残留、致病菌等安全方面指标由政府制定，为强制性标准；关于

色、香、味等品质方面的指标由行业协会制定，为非强制性标准。

澳大利亚–新西兰食品标准体系是在澳大利亚与新西兰建立实施统一标准的协议结果。该体系依据澳大利亚和新西兰政府于1995年12月签订的条约建立，其宗旨是发展联合的澳大利亚–新西兰食品标准。在澳大利亚内部，该体系的依据是1991年澳大利亚联邦采用统一食品标准的协定。该体系由澳大利亚各地区与新西兰的食品立法部门依据《澳大利亚新西兰食品监管法案》（1991年，简称《ANZFA法案》）加以执行。《ANZFA法案》建立了食品联合管理手段（食品标准或实施规范）的发展机制，同时也规定了由澳大利亚–新西兰食品管理局（Australia New Zealand Food Authority）负责制定与维护澳大利亚–新西兰食品标准与法规。尽管食品标准是由澳大利亚–新西兰食品管理局制定的，但负责食品标准的强制执行和检查检验的是澳大利亚各州各地区政府部门以及新西兰政府。每个政府内的卫生机构都有一个或多个食品监督部门，他们的任务是保证所有的食品都符合食品标准。随着食品安全问题日益严重以及食品安全标准规定的滞后，2005年，澳大利亚和新西兰联合颁布了《澳大利亚新西兰食品标准法规》（*Australia New Zealand Food Standards Code*），在《ANZFA法案》的基础上，逐渐形成了比较完善的食品安全和食品标准法律法规体系，该法规适用于澳大利亚各州，部分适用于新西兰。

该法规是单个食品标准的汇总。标准按类别分成部分，并按顺序整理成为四章。第一章为一般食品标准，涉及的标准适用于所有食品，包括食品的基本标准、食品标签及其他信息的具体要求、食品添加物质的规定，污染物及残留物的具体要求，以及需在上市前进行申报的食品。但是，由于新西兰有自己的食品最大残留限量标准（Maximum Residue Limits，MRL），因此《澳大利亚新西兰食品标准法规》1.4.2农用和兽药化学品（Agvet Chemicals）中规定的最大残留限量仅在澳大利亚适用。第二章为食品产品标准，具体阐述了特定食物类别的标准，涉及谷物、肉、蛋和鱼、水果和蔬菜、油、乳制品、非酒精饮料、酒精饮料、糖和蜂蜜、特殊膳食食品及其他食品具体食品的详细标准规定。第三章为食品安全标准，具体包括了食品安全计划，食品安全操作和一般要求，食品企业的生产设施及设备要求。但该章节的规定仅适用于澳大利亚的食品卫生安全，因为新西兰自有其特定的食品卫生规定，该食品卫生规定不属于澳大利亚和新西兰共同食品标准体系的一部分。第四章为初级产品标准，也仅适用于澳大利亚，内容包括澳大利亚海产品的基本生产程序标准和要求、特殊干酪的基本生产程序标准和要求以及葡萄酒的生产要求。《澳大利亚新西兰食品标准法规》具有法律效力。凡提供不符合有关食品标准食品的行为在澳大利亚均属于违法行为，在新西兰则属于犯罪行为。销售那些被损坏的、品质变坏的、腐烂的、掺假的或不适用于人类消费的食品的行为也同样属于犯罪行为。因为澳大利亚联邦和新西兰法律赋予了《澳大利亚新西兰食品标准法规》法律效力，因此，参照《澳大利亚新西兰食品标准法规》时了解相应的食品法律是非常重要的。该法规也可以和其他相应法律一起使用，例如《澳大利亚1974年贸易实务法》（ *Australian Trade Practices Act 1974* ）和《新西兰-澳大利亚联邦公平贸易法》（ *New Zealand and State and Territory Fair Trading Acts* ），这些法案里面的规定，尤其是那些关于错误的、有误导性的或欺骗性行为的规定，适用于食品贸易。

二、新西兰食品标准体系

新西兰食品质量安全管理局（New Zealand Food Safety Authority，NZFSA），是新西兰政府机构，负责对所有出口的农产品、水产品和食品，包括乳制品进行检疫和认证。

2014年5月27日，新西兰议会通过了新的食品安全法——《新西兰2014年食品法规》，取代该国1981年出台的食品法案。该法案主要对1999年的《动物产品法》、2003年的《葡萄酒法》进行了修订，以统一相关法规要求，指导整个食品安全框架下的企业采用一致的法律法规要求。为保障新西兰食品安全和声誉，该法案提供了更为详尽的可追溯性条款，并完善了相关方根据需求制定的关于召回方面的要求。该法案中还批准使用自动化电子系统履行法定职能，例如颁发出口证书等。该法案有两项食品安全措施。①食品控制计划：日常食品安全管理的书面计划，一般被高风险企业使用；②国家方案：一套针对低、中风险企业的食品安全规则，必须注册，符合食品安全标准，保留一些记录并接受调查。该法案目前的最新版本是2023年7月发布的修订版，其具有比1981年出台的食品法案更好的食品安全合规系统，对轻微和技术性犯罪的处理更快、更有效，对最严重犯罪的处罚也得到加强。

新西兰植物源食品研究所联合新西兰卫生部不定期地出版食品营养元素汇总资料，2021年出版了第14版《新西兰食物成分简洁表》（ *the Concise New Zealand Food Composition Tables* ）。该书对人们日常食用的粮、油、果、蔬、肉、蛋、乳等各类食物中的含水量、能量、蛋白质、脂肪、碳水化合物等主要成分，以及膳食纤维、淀粉、饱和脂肪酸、不饱和脂肪酸、胆固醇、十几种微生物和微量元素（钙、铁、锌、硒）等含量进行了系统梳理，及时更新，构建了农产品营养品质基础数据库，为后续农产品开发和营养评价提供了基础数据。

第二节　澳大利亚和新西兰农产品分等分级方法

营养分析在国际上用于根据营养成分对食物进行分类，并有助于识别更健康的食物。《澳大利亚新西兰食品标准法规——营养成分分析评价标准》对农产品的营养品质评价进行了规定。

营养成分分析评价标准（Nutrient Profiling Scoring Criterion，NPSC）是一种营养分析系统，最初开发用于澳大利亚和新西兰，其根据营养成分确定食品是否适合做出健康声称。健康声称是食物与健康影响之间的关系声明，例如"钙有助于骨骼和牙齿健康"。此外，NPSC已适用于在早餐麦片中添加维生素D的许可。

NPSC适用于个别食品。分数是根据食物中能量、饱和脂肪、总糖和钠的含量，以及水果、蔬菜、坚果、豆类、椰子、香料、草药、真菌、藻类和种子的含量确定的，在某些情况下包括膳食纤维和蛋白质。计算最终分数，根据其营养成分确定食品是否有资格提出健康声称。

确定最终分数的计算方法和评分标准载于《澳大利亚新西兰食品标准法规》中。澳大利亚-新西兰食品标准局（FSANZ）还开发了一个在线计算器来帮助食品企业计算出最终分数。

2018年4月，澳大利亚-新西兰食品标准局发布42-18号通知，根据2006和2017版澳大利亚-新西兰营养素参考值法规，审查和更新《澳大利亚新西兰食品标准法规》中规定的营养素参考值（Nutrient reference values，NRVs）——P1047号"审查营养参考值"。营养素参考值表示身体健康所需的每日营养素（能量、宏量营养素、维生素、矿物质），以及营养摄入的安全上限。国家卫生和医学研究委员会（National Health and Medical Research Council，NHMRC）和新西兰卫生部于2006年为澳大利亚和新西兰发布了一套全面的NRVs，并于2017年更新发表了钠和氟化物的参考值。

2006年的NRVs取代了1991年发布并被新西兰采用的澳大利亚推荐膳食摄入量（Recommended Dietary Intakes，RDIs）。RDIs与其他政府建议以及美国估计安全和充足的每日膳食摄入量（Estimated Safe and Adequate Daily Dietary Intakes，ESADDI，1989年），这些目前被用于《澳大利亚新西兰食品标准法规》中作为"审查营养参考值"的基础。《审查营养参考值》在法规中被用于：①为食品中维生素或矿物质含量的声明设定最低标准，例如，每份食品必须含有至少10%的RDI或ESADDI，才能声称食品中存在某种维生素或矿物质；②通过设定每份食物中某种维生素或矿物质的最低和最高限量，引导人们自愿添加维生素和矿物质；③设定有关食物营养成分标签的规定，以帮助消费者作出明智的选择，例如，每份特定食物所含营养成分的RDI、ESADDI或占每日摄入量（Daily Intake，DI）的百分比。

第三节　澳大利亚和新西兰农产品分等分级

一、谷物类

澳大利亚–新西兰食品标准局根据1991年《澳大利亚新西兰食品标准法规》（Food Standards Australia New Zealand Act）第92节发布了《谷物及谷物类产品》（Cereal and Cereal Products）标准的制定通知，该标准于2016年3月1日开始实施。规定了谷物和谷物产品面包、小麦粉、全谷物和全麦定义的注释参考。国家粮食保护工作组（National Working Party on Grain Protection，NWPGP）是负责在收获后谷物储存和卫生、化学品使用、产量公差、国际和国内市场要求以及化学品法规等领域为行业提供管理和领导的机构。

（一）小麦

小麦是澳大利亚产量最高的谷物。主要小麦种植带横贯昆州中部、新州、维州、南澳以及西澳地区。西澳是小麦产量最高的地区。澳大利亚谷物贸易协会（Grain Trade Australia，GTA）修订的小麦贸易标准适用于商品小麦流通和交易，对各种检验指标的定义、小麦品种分类、质量检测标准和检测方法都进行了详细的规定。

澳大利亚谷物贸易协会（GTA）制定的《澳大利亚谷物贸易》第2节和第3节——小麦交易标准对小麦定义、谷物质量标准、小麦品种分类、测定方法和程序进行了规定。其中小麦品种分类定义了小麦等级、小麦的质量参数（品种限制、蛋白质含量、最大湿度、最小试验质量、筛上最大不可压物料、筛选最大值、下降最小值）、最大缺陷颗粒（发芽、染色、粉色、白纹病/头痂、田间真菌、干绿色或多汁、严重损坏、过度干燥损坏）、外来种子污染物最大值等。

此外小麦分等分级还通过一些检测方法进行评定。《澳大利亚谷物贸易》第5节规定了小麦的取样及测定程序，包括谷物的水分测定、蛋白质含量测定、试验质量评估、不可降解材料评估、下降数评估、缺陷谷物评估、发芽谷物的缺陷谷物评估、污染物评估、角质率评估、硬质小麦角质率评估（数字成像法）、品种申报程序、隔板槽尺寸符合性程序、硬质小麦面包评估等。

澳大利亚小麦一般都是冬小麦，品种可分为7类，每类以蛋白质含量为主要指标。另外还规定了麦粒的硬度、面团物理特性及制粉品质等指标（表6-1）。澳大利亚小麦主要包括：①澳大利亚上等硬粒小麦，蛋白质含量为13.0%～15.0%（质量分数）；②澳大利亚硬粒小麦，蛋白质含量为11.5%～14.0%（质量分数）；③澳大利亚标准白麦，蛋白质含量为9.5%～11.5%（质量分数）；④澳大利亚软粒小麦，蛋白质含量10.0%（质量分数）；⑤澳大利亚硬质（杜伦）小麦；⑥澳大利亚通用小麦；⑦澳大利亚饲料用小麦。

表6-1　澳大利亚小麦的质量指标

分析项目	上等硬粒小麦	硬粒小麦	标准白麦	软粒小麦
容重/（g/L）	749	800	794	812
千粒重/g	36.2	37.2	37.0	34.8
硬度（颗粒大小指数）/kPa	103	96	124	172

续表

分析项目	上等硬粒小麦	硬粒小麦	标准白麦	软粒小麦
降落数值/s	494	460	422	372
出粉率/%	75	74	75	74
灰分/%	1.50	1.50	1.41	1.38
蛋白质含量/%（质量分数，11.0%含水量）	14.2	12.2	10.8	9.9
含杂/%	2.5	2.6	3.1	3.2

（二）大麦

大麦是澳大利亚仅次于小麦的第二大作物，在澳大利亚各地区广泛种植，南澳为大麦最大产区，种植面积和产量均占全国40%左右。此外东澳和维多利亚州的大麦产量也较高。

澳大利亚谷物贸易协会（GTA）制定的《澳大利亚谷物贸易》第2节和第3节——大麦的交易标准对大麦定义、谷物质量标准、大麦品种分类、测定方法和程序进行了规定。大麦的质量参数包括品种纯度、最大湿度、蛋白质含量、最小试验质量、最小保留时间、筛选最大值、发芽势最小值、发芽率最小值、快速黏度分析最小值、下降最小值、最大缺陷颗粒（发芽、破损、褐变、田间真菌、干绿色或多汁、剥皮、严重损坏等）、外来种子污染物最大值等。

此外，大麦分等分级还通过一些检测方法进行评定，《澳大利亚谷物贸易》第5节规定了大麦的取样及测定程序，包括谷物的水分测定、蛋白质含量测定、试验质量评估、发芽势、发芽率快速染色法、污染物评估、品种申报程序、隔板槽尺寸符合性程序。

（三）面包及面包制品

面包是指由一种或多种谷物粉或粗磨粉加入水或其他食物调制的酵母发酵面团，通过烘焙而制成的食品。

作为面包出售的食品必须符合"面包"的定义。面包粉中叶酸和维生素B_1的需要量及碘盐的要求不适用于：比萨饼饼底、面包屑、糕点、蛋糕（包括奶油蛋卷、意大利面包和德国圣诞面包）、饼干或用于制造这些产品的小麦粉，以及被称为有机食品的面包。

在澳大利亚销售的用于制作面包的小麦粉必须含有适量的叶酸和维生素B_1（叶酸含量不低于2mg/kg，不高于3mg/kg；维生素B_1含量不低于6.4mg/kg）。在制作面包时必须使用碘盐（可在面包表面添加碘盐以外的盐，如岩盐；在面包制作过程中可添加除碘盐以外的其他含盐食品）。

（三）全谷物及谷物制品

全谷物是指完整的谷物或去壳、磨碎、碾磨、破碎或片状的谷物，其中成分（胚乳、胚芽和麸皮）的比例代表全谷物中这些部分的典型比例，包含全麦。

全麦食品是指含有谷物所有碾磨成分的产品，其比例代表了整个谷物中这些成分的典型比例。

对于全麦和全谷物制品，要求以全麦或全谷物名称销售的食品必须符合全麦或全谷物的定义，必须由全麦或全谷物的全部或作为配料组成。

二、蛋类

澳大利亚–新西兰食品标准局根据1991年《澳大利亚新西兰食品标准法规》第92节发布了《蛋和蛋制品》（*Egg and Egg Products*）的制定通知。该标准于2016年3月1日开始实施。《蛋和蛋制品的初级生产和加工》（*Primary Product and Processing Standard for Eggs and Eggs Product*）标准中对不合格蛋进行了规定。

（一）蛋和蛋制品相关定义

《蛋和蛋制品》及《蛋和蛋制品的初级生产和加工》标准中对相关名词（裂蛋、脏蛋、蛋类生产商、蛋类加工厂、蛋浆、蛋液、不合格蛋等）进行了定义，并对蛋类的初级生产、蛋和蛋液的加工进行了规定。

不合格蛋指：①破裂的蛋或脏蛋；②未按照《蛋和蛋制品的初级生产和加工》标准中与"加工蛋制品"相关的第21条（蛋制品加工）加工的蛋制品（仅适用于澳大利亚）；③含有致病微生物的蛋制品，不论该蛋制品是否已按照《蛋和蛋制品的初级生产和加工》标准中第21条（蛋制品加工）进行加工。

不合格蛋不得在零售中出售或出售给配餐经营者。零售蛋或出售给配餐经营者的蛋必须单独标记生产商或加工者的唯一标识，应具有可辨识度。

（二）蛋及蛋制品的初级生产（仅限澳大利亚）

1. 一般食品安全管理

（1）禽蛋生产商必须系统地检查其所有生产操作，以识别潜在危害，并实施控制措施来解决这些危害。

（2）禽蛋生产商还必须有证据表明已经进行了系统的检查，并且已经实施了针对已识别危险的控制措施。

（3）禽蛋生产商必须按照食品安全管理声明经营。

2. 废物处理

禽蛋生产厂家必须妥善处置废物，如污水、废水、用过的废弃物、死禽、垃圾等。

3. 健康和卫生要求

参与禽蛋生产的人员必须进行个人卫生和健康管理，避免因人员问题造成禽蛋不安全或不合格。生产商必须采取一切合理的措施确保工作人员和来访者遵守个人卫生和健康要求。

4. 技能和知识

禽蛋生产商必须确保参与或监督蛋类初级生产的人员具有与他们的工作相称的食品安全和食品卫生技能、食品安全和食品卫生知识。

5. 场地、设备和运输车辆的设计、建造和维护

禽蛋生产商必须确保房舍、设备和运输车辆的设计和建造方式能最大限度地减少蛋类的污染，并对其进行有效的清洁和消毒，最大限度地减少害虫和害虫的藏匿。

6. 禽类健康及可追溯性

（1）禽类健康　如果禽蛋生产商的经营者、主管或雇员知晓（有证据表明或合理怀疑其知晓）本厂禽类染病或其生产的禽蛋不安全或不合规，则该厂家无权将处于以上情况的禽类所生产的蛋类用于销售。

（2）可追溯性　除非每个禽蛋都标有生产商唯一标识，否则禽蛋生产商不得出售禽蛋。供应蛋浆的禽蛋生产商必须用生产商唯一标识标记每个装有蛋浆的包装容器。禽蛋生产商必须有一套系统用于识别蛋或蛋浆向谁出售或供应。

（三）蛋制品加工及储运（仅限澳大利亚）

1. 蛋制品加工

（1）蛋品加工商必须通过以下方式加工蛋制品　①巴氏杀菌；②使用对蛋制品中的任何病原微生物具有同等或更大致死作用的任何巴氏杀菌以外的时间和温度组合进行加热；③使用对蛋制品中的任何病原微生物产生同等或更大致死作用的任何其他工艺。

（2）对于（1）中的①，蛋制品必须按表6-2中的时间和温度组合进行巴氏杀菌。

（3）对于（1）中的②、③，则必须由禽蛋加工商验证杀菌效果。

（4）验证手段　①确认关键控制点或过程的控制措施能有效减少食品安全危害；②提供客观证据以确认上一条。

表6-2　蛋制品巴氏杀菌

蛋制品	保持温度不低于/℃	保持时间不短于/min	立即迅速冷却至（最高温度）/℃
蛋浆（不加糖或盐）	64	2.5	≤7
液体蛋黄	60	3.5	≤7
液体蛋清	55	9.5	≤7

2. 加工蛋制品的储存、运输和销售或供应

加工商必须确保在控制病原微生物生长的时间和温度条件下对蛋制品进行储存或运输。

如果加工者知晓（有证据表明或合理怀疑其知晓）蛋或蛋制品是不合格的，则加工者不得出售或供应供人类食用的蛋或蛋制品；除非按照《蛋和蛋制品的初级生产和加工》标准中第21条（蛋制品加工），否则加工者不得出售液体蛋清或液体蛋黄。

（四）澳大利亚鸡蛋标准

澳大利亚鸡蛋标准（Egg Standards of Australia，ESA）是一个自发的质量保证体系，取代以前的鸡蛋行业计划鸡蛋公司保证（Egg Corp Assured，ECA）。它

是由业界广泛协商制定的，代表了一个稳健、可信和可行的质量保证标准，满足监管机构和零售商的需求。ESA为整个鸡蛋行业提供一致性的实用机制，并为生产商提供了一个证明合规性的框架。

ESA提供了一套强有力的合规标准，这些标准已根据当前澳大利亚零售商和监管要求进行了独立审查。ESA基于危害分析关键控制点（Hazard Analysis Critical Control Point，HACCP）的原则，涉及鸡蛋生产的许多方面，包括母鸡福利、鸡蛋质量、生物安全、食品安全、工作健康和安全以及环境管理。

ESA有两个组成部分，它们共同阐述了从一日龄雏鸡的饲养到出售鸡蛋的包装的质量原则。

《饲养和产蛋场环境影响评估》涵盖了与一日龄雏鸡或初孵雏鸡有关的行业惯例，直至将初孵雏鸡、母鸡和鸡蛋从农场移走供人类食用，适用于笼、仓和自由放养的产蛋系统。

ESA还规定了收集、分级、清洗、包装和交付蛋壳的一般要求，以及仅供出售或供应供人食用的蛋浆和蛋制品的卫生制造、储存、包装和分销相关要求。

三、乳及乳制品

澳大利亚–新西兰食品标准局根据1991年《澳大利亚新西兰食品标准法》第92节发布了《乳》（*Milk*）标准的制定通知。该标准于2016年3月1日开始实施。

（一）乳相关定义

乳是指挤奶动物的乳腺分泌物，通过一次或多次挤奶获得，用作液态乳或用于进一步加工，但不包括初乳，或者加入植物甾醇、植物甾烷醇及其酯的产品。

牛乳零售需要作为牛乳出售的产品必须是：①牛乳，或者为符合规定，添加乳类成分或从牛乳中提取乳类成分，并且乳清蛋白与酪蛋白的比例与原乳相同的产品；②含有不少于32g/kg的乳脂；③含有不少于30g/kg的蛋白质（以粗蛋白计量）。

脱脂乳是指去除了乳脂的乳。作为"脱脂乳"出售的食物必须是：①脱脂乳；②含有不超过1.5g/kg的乳脂；③含有不少于30g/kg蛋白质（以粗蛋白计量）。

当乳总脂肪含量不超过15g/kg，植物甾醇总当量含量不低于3g/L乳、不高于4g/L乳时，植物甾醇、植物甾烷醇及其酯才能添加到乳中。

（二）一般乳制品初级生产要求（仅限澳大利亚）

控制食品安全隐患：乳制品初级生产企业必须通过实施书面食品安全计划来控制其潜在的食品安全危害。控制措施必须包括管理投入、场地和设备设计、建造、维护和运营、挤奶的动物、参与挤奶的人和挤奶方法，还必须包括确保房舍和设备清洁卫生以及控制虫害的支持程序；确保牛乳在防止或减少牛乳中微生物危害生长繁殖的温度下冷藏和储存；确保供人食用的牛乳仅来自健康动物。

（三）一般乳制品加工（仅限澳大利亚）

（1）乳必须经过巴氏杀菌　①加热至不低于72℃的温度并在该温度下保持不少于15s；②加热，使用任何对牛乳中的任何病原微生物具有同等或更大致死作用的其他时间和温度组合；③使用对任何病原微生物提供同等或更大致死作用的任何其他方法。

加热至不低于72℃的温度并在该温度下保持不少于15s加工后的乳必须立即冷却，以防止或减少乳中危害微生物的生长繁殖。

（2）除干酪和干酪制品外，乳制品必须采用：①热处理加工，达到上述"（1）乳必须经过巴氏杀菌"中的要求；②使用对任何病原微生物提供同等或更大致死效应的任何其他方法。

使用对任何病原微生物提供同等或更大致死效应热处理的乳制品必须立即冷却，以防止或减少产品中微生物的生长繁殖。

（3）加工乳制品以制造干酪和干酪产品　①用于制作干酪和干酪产品的乳必须经过：A．上述"（1）"中①、②过程；B．或从加工之日算起，在不低于64.5℃的温度下保持不少于16s，在不低于7℃的温度下储存不少于90d。②用于制作干酪和干酪产品的乳制品必须经过：A．上述乳制品加工过程；B．或从加工之日算起，在不低于64.5℃的温度下保持不少于16s，在不低于7℃的温度下储存不少于90d，用对乳制品中任何病原微生物具有同等或更大致死效应的时间和温度组合进行热处理。

四、肉类及肉制品

澳大利亚–新西兰食品标准局根据1991年《澳大利亚新西兰食品标准法规》第92节发布了《肉类及肉制品》（*Meat and meat products*）的制定通知。该标准于2016年3月1日开始实施。

（一）肉类及肉制品定义

该标准对肉的整块、干肉、肉制品等的定义进行了规定。整块或整块腌制和/或干燥的肉包括附着肉的骨头。干肉是指已经干燥的肉，但不包括慢腌干肉。肉制品是指含有不少于660g/kg肉的加工肉类。肉指在非野生状态下屠宰的下列动物的全部或部分屠体，主要包括：水牛、骆驼、牛、鹿、山羊、野兔、猪、家禽、兔子或绵羊，还有国家、地区或新西兰法律允许人类食用的任何其他动物；不包括鱼类、禽蛋、胎儿或部分胎儿。

动物肉是指由骨骼肌和附着的肌肉组成的肉，包括：动物皮、脂肪、结缔组织、神经、血液、血管或家禽的皮。

肉饼是指含有不少于250g/kg肉的馅饼。

内脏包括血、脑、心、肾、肝、胰腺、脾、胸腺、舌和肚，不包括肉、骨和骨髓。

加工肉类是指除剔骨、切片、切块、绞碎或冷冻外，单独或与其他食品混合加工的肉。

香肠是由被剁碎、绞碎的肉或两者混合组成的被包裹的一种食物，可含有其他原料，但不可含有肉块。

（二）肉类生产和加工（仅限澳大利亚）

肉类是指供人食用的屠宰动物的任何部分。肉类生产商是指涉及养殖、供应或运输供人类消费的动物的公司、企业或组织。

即食肉类是指无需进一步加热或烹饪即可食用的肉制品，包括煮熟或未煮熟的发酵肉类、肉膏、肉干、慢腌肉、午餐肉、熟肉，包括火腿和烤牛肉，以及易受病原体生长或毒素产生影响的其他即食肉类。

未煮熟的发酵碎肉（Uncooked Comminuted Fermented Meat，UCFM）是指一种粉碎的发酵肉，其核心温度未在65℃至少保持10min，或在生产过程中使用同等效力的时间和温度组合。为了避免争议，UCFM包括经过热处理的粉碎发酵肉。在UCFM生产期间，必须以合适的频率监控和记录：UCFM的pH、UCFM发酵的温度和时间、UCFM成熟/干燥的温度和时间、熏制温度和时间、质量减轻或水分活度情况。UCFM的发酵必须通过使用发酵剂培养物来启动。之前发酵过或正在发酵的肉不得用作发酵剂或UCFM的组成成分。用于制备UCFM的肉和面糊混合物，如果由制造商储存，必须在发酵前储存在5℃或更低的温度下。发酵UCFM的pH必须按照以下测定pH的方法进行测量，测定肉类pH：切碎UCFM样品的代表性部分，并将该部分放入两倍质量水的加塞瓶中，每隔5min摇动30min，并在20℃下用电测法测定液体的pH，或者可以通过使用校准的直接接触式pH探针或仪表来确定pH。

（三）《澳大利亚肉类标准》（MSA）

《澳大利亚肉类标准》（*Meat Standards Australia*，MSA）由澳大利亚红肉行业制定，旨在提高牛肉和羊肉的食用质量一致性，由澳大利亚肉类畜禽协会（Meat & Livestock Australia，MLA）推动。该标准基于来自11个国家/地区的172000多名消费者的近120万消费者口味测试，并考虑了从牧场到餐盘的所有影响饮食质量的因素。MSA是一种牛肉胴体分级的新方法。该方法与目前世界各地正在使用的其他牛肉分级方法明显不同。首先，它是基于消费者感官程度的系统；其次，该系统对每块牛肉独立分级，而不是整个胴体只有一个统一的分级。该系统自1997年问世以来，已有超过95000名消费者基于该系统对66000多份牛肉样品进行了测试。该系统采用了全面质量管理（Total Quality Management，TQM）系统的方法进行分级。以前的研究已经表明，牛肉的食用品质是整个牛肉生产过程中发生的一切事件的集中反映，包括从源头到最后烹饪牛肉食用的全过程，其中包括动物的遗传背景、架子牛饲养和育肥过程、屠宰前后对动物的处理以及对胴体的加工等过程。整个产业链任何一个环节的失误，都会增加消费者食用牛肉后给予劣质评级的风险。在整个产业链环节中任何一个环节出现问题，都将增加消费者产生不良进食体验的风险。

在MSA系统应用初期，消费者感官评定被用来描述牛肉的可口性。简单来讲，未经培训的消费者对样品的嫩度、多汁性、风味和总体接受度进行测试打分，包括下列语言叙述：不满意（无评分级）、普通级（或3星级）、良好级（或4星级）、优级（或5星级）（表6-3、图6-1）。4个感官指标通过权重换算，整合成一个单一的可口性或肉质评分（MQ4）值，其中嫩度、多汁性、风味和总体接受度的权重分别为0.4、0.1、0.2和0.3。这些权重是基于对消费者进行判别分析得出的。随着品尝测试的不断进行，根据消费者的反应又将风味和嫩度的权重分别修改为0.3。此外，MQ4值用来计算不同分级的最优界限，其中45.5%为无评分级和3星级间的阈值界限，63.5%为3星级与4星级间的阈值界限，76.5%为4星级和5星级间的阈值界限。这些界限值均来自大量数据的判别分析计算。

表6-3　MSA牛肉品质预测模型

MSA模型预测评分等级	消费者评分结果				总计
	无评分级	3星级	4星级	5星级	
无评分级	68	29	3	0	100
3星级	24	50	23	4	100
4星级	3	25	49	23	100
5星级	0	5	32	63	100

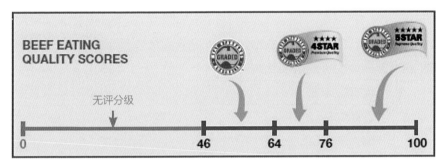

图6-1　MSA牛肉食用品质分数等级标志

　　MSA预测模型以一系列回归计算为基础，预测多种烹饪方法处理后单个牛肉切块的可口性，输入的变量包括生产、加工和增值环节。此方法的重要特点在于，已有大量数据积累可用于建立规定指标的预测方程。这种方法是可取的，因为消费者不关心如何获得可口性的评分值，而是关注牛肉的可口性与哪些指标相关性更大。

　　屠宰过程由质量保证体系进行监管，确保胴体pH和温度的关系在规定的范围之内，以达到最佳可口性（表6-4）。为了最大限度地降低冷却速度，胴体必须具有均匀分布的脂肪，且肋骨处至少有3mm厚的脂肪层。所有胴体最终pH必须低于5.7。此外，要监控屠宰场冷库和电刺激系统运转正常，以确保胴体腰部温度为15~35℃，pH为6，以避免冷收缩并促进排酸过程。表6-4所示为MSA牛肉品质预测模型、能够正确预测样品的等级。

表6-4　MSA牛肉质量保证体系

描述	基础标准
瘤牛血统比例	25
动物性别（公/母）	公

续表

描述	基础标准
生长激素（是/否）	否
来自哺乳犊牛肉（是/否）	否
贩牛市场（是/否）	否
漂洗/冲洗（是/否）	否
热标准胴体质量	300kg
吊挂方式	跟腱吊挂、韧带拉伸、耻骨拉伸和轻切
耆甲高度	40mm
美国农业部骨化程度评分（美国农业部测定）	150
美国农业部大理石纹评分（美国农业部测定）	350
肋部脂肪厚度	5mm
最终pH	5.62
评级时腰部温度	5.2℃
屠宰后的熟化时间	21d

总体来说，采用澳大利亚MSA体系评估牛肉食用品质时，来自不同国家和不同文化的消费者对牛肉质量评估的结果相类似。只是在一些国家，为了更准确地反映消费者偏好，有时需要做一些小的调整。

（四）澳大利亚MSA肉类认证

MSA评分系统是一个质量保证体系，不仅在澳大利亚能够用其管理和预测牛肉可口性，而且在世界许多国家也有可行性。符合规定标准的产品经审核合格，颁发证书和准予使用标识。获证产品必须标注安全等级和推荐的烹饪方法。

MSA认证的牛肉在原始包装上，或通过包装内的食品级插件进行标识。纸箱标签上也有标识（图6-2）。纸箱标签应显示食用品质等级、推荐烹饪方法和成熟要求。

MSA模型能够预测随着成熟时

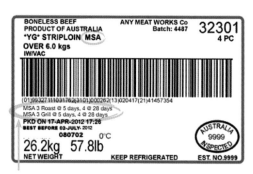

图6-2　MSA分级标签

间的延长肉块食用品质的改善。所有的MSA产品至少需要5d的成熟时间。同时还计算了35d成熟的肉块食用品质。

如图6-2所示，该信息可告诉买方，产品可以作为MSA 3星级肉销售；或MSA分级为烘焙和烧烤烹饪方法后，从包装日算起经过5d老化、28d成熟，产品食用品质提高，可作为MSA 4星级肉销售，适用于烘焙和烧烤烹饪。

（五）新西兰牛肉等级及认证

新西兰肉牛以天然放牧草饲方式饲养，所以新西兰产出的牛肉口感比圈养谷饲牛肉更有弹性、韧性，嚼起来鲜嫩多汁，含有丰富的蛋白质、B族维生素、锌和铁，脂肪和胆固醇含量相对较低，富含ω-3和ω-6脂肪酸。新西兰牛肉产品分级明确、品质管理严格，不论是高档饭店或大众餐厅，都能找到对应档次、满足质量需求与成本考量的新西兰牛肉产品。新西兰牛肉产品分为3个等级：PS、Young Bull和Cow。

（1）PS　该产品来自阉公牛及未孕的小母牛，单只的质量超过150kg，产肉率低，但肉质好、油花密集，特别是牛柳和肉眼等部位的肉质腴嫩口碑佳，价位最高。

（2）Young Bull　该产品来自18～24个月、未阉的年轻公牛，是新西兰牛肉的特色产品，价位居次，产肉量高，肉质鲜嫩，嚼感丰富。

（3）Cow　该产品来自母牛，特色是脂肪色泽偏黄，肉质精瘦，风味足，耐久煮烹调，适合传统的中式烹饪方法，价位也最平易近人。

新西兰牛群在清新自然的环境中食用茂盛的青草生长，既不需要人工辅助饲料，也不受牲畜疾病的威胁，能产出高品质、高营养、无有害残留物的优质牛肉。

由于新西兰的畜牧业完全依靠天然饲料的喂养，所以不会出现疯牛病等牲畜传染病。WHO将新西兰定为"畜牧非疫区"就是最好的证明。

同时新西兰有着严格的检疫法规以及严谨的品质监管制度，即便是烹制不完全的牛排类产品，消费者也可以安心、放心地享用。

五、水果和蔬菜

澳大利亚–新西兰食品标准局根据1991年《澳大利亚新西兰食品标准法》第92节发布了《水果和蔬菜》（*Fruit and vegetables*）、《果酱》（*Jam*）和《水果汁和蔬菜汁》（*Fruit juice and vegetable juice*）的制定通知。上述标准于2016年3月1日开始实施。

（一）水果和蔬菜定义

水果和蔬菜是指任何水果、蔬菜、坚果、香料、草药、真菌、豆类和种子。

果酱是由水果、浓缩果汁、果汁和水果提取物中的一种或几种物质经过加工制得的产品，包括含有大块或整块水果的果酱，但不包括酸橙酱。

果汁指由柑橘类或其他水果（除酸橙外）制作的液体以及用浓缩果汁和水重新配制而成的产品。

果汁混合物是指一种以上（包括一种或多种）果汁和蔬菜汁的混合物。

蔬菜汁是指由蔬菜制成的汁。

（二）销售要求

在盐水等液体中浸泡的水果和蔬菜类食品在出售时要求盐水、油、醋或水中的水果和蔬菜食品的pH不得超过4.6，但该条款不适用于水果罐头和蔬菜罐头。

作为果酱出售的食品必须是果酱，并含有不少于650g/kg的可溶性固形物。标签上有一种或多种水果名称的果酱，水果含量不得少于400g/kg。

作为果汁或特定水果的果汁出售的食品必须是果汁或果汁混合物，可能含有糖（不超过40g/kg）、盐、香草或香料。

作为蔬菜汁或特定蔬菜的汁液出售的食品必须是蔬菜汁或蔬菜汁混合物，可能含有糖、盐、香草或香料。

第四节　标签标识

FSANZ在《澳大利亚新西兰食品标准法》中设定了食品标签的相关标准，标准中1.2.1规定要求有标签或以其他方式提供信息，以及1.2.2仅适用于某些食品的标签和信息要求。该标准自2016年3月1日起生效，由澳大利亚各州和地区执行，在新西兰由初级产业部（Ministry for Primary Industries，MPI）执行。此外，所有关于食品的表述都需要遵守澳大利亚和新西兰的《公平贸易法》（*Fair trading laws*）和《食品法》（*Food laws*），这些法律禁止虚假、误导性表述。

一、食品标签

大部分包装食品都需要贴上包含重要信息的标签，以帮助消费者做出明智的选择。食物标签一般包括配料表、食品添加剂、成分占比、营养信息标签、过敏原或不耐受信息等（图6-3），有些食品还包括营养和健康声称、原产国信息。

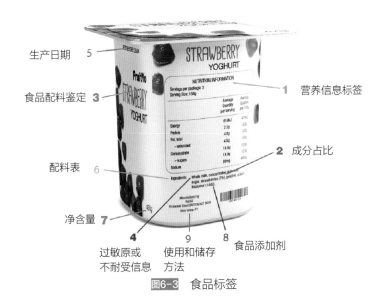

图6-3　食品标签

二、过敏原

《澳大利亚新西兰食品标准法》规定了过敏原标签要求。该法规要求食品企业必须在2024年2月25日之前慢慢过渡到最新要求。《澳大利亚新西兰食品标准法》要求食品和配料中含有杏仁、大麦（含麸质）、巴西坚果、腰果、牛乳、花生、燕麦（含麸质）、核桃等时，必须进行过敏原声称，且必须以粗体字形式标示在成分声称旁。

三、食品添加剂

大多数包装食品中的食品添加剂必须列在标签上的成分声称中。大部分食品添加剂必须按其类别名称列出，后跟食品添加剂名称或食品添加剂编号。酶和大多数调味剂（或香精）不需要用食品添加剂编号，只需用类别名称来标记。

四、健康之星评级系统

健康之星评级（Health Star Rating，HSR）是一种生产厂家自愿遵守的包装标签系统，用于对包装食品的整体营养成分进行评级，包括从0.5到5颗星的评级。它提供了一种快速、简单、规范的方法对比类似的包装食品。星星越多，食品营养成分含量越高。HSR系统于2014年6月在澳大利亚和新西兰开始实施。

五、营养信息

食物标签上的营养信息表（Nutrition Information Panels，NIP）提供以千焦（kJ）或千卡（kcal）为单位的平均能量，以及蛋白质、脂肪、饱和脂肪、碳水化合物、钠。有一些食物不需要NIP，例如无包装出售的食品。但是如果声称需要营养信息（例如钙的良好来源、低脂肪），则必须提供NIP。

第五节　营养信息

一、营养信息表

澳大利亚-新西兰食品标准局根据1991年《澳大利亚新西兰食品标准法规》第92节发布了《营养信息要求》（*Nutrition information requirements*）的制定通知，该要求于2016年3月1日开始实施，规定了待售食品标签上的营养信息要求，以及免除贴标签要求的待售食品，规定了何时必须提供营养信息，以及必须提供这些信息的方式；但不适用于婴儿配方食品。

该要求对包装食品所需的营养信息表规定如下。

标准化酒精饮料，药草、香料或药草浸液，醋或仿醋，碘盐、还原钠盐混合物、盐或盐替代品，茶或咖啡、速溶茶或速溶咖啡，被批准用作食品添加剂的物质，包含单一成分或一类成分的水果、蔬菜、肉类、家禽和鱼类，凝胶，水（包括矿泉水或泉水）或冰，加工制作完成的夹心面包卷、三明治、百吉饼和类似产品，果酱凝固混合物，酒精含量不少于0.5%（体积分数）的饮料等食物无需提供营养信息表。

二、每日摄入量百分比信息

营养信息表应包括营养素每日摄入量百分比相关信息。如果包含营养素每日摄入量百分比信息，则信息表可包含每份膳食纤维的每日摄入量百分比信息。此外，如果包含每份食物的每日摄入量百分比信息，则必须包括表6-5所示的营养素每日摄入量参考值。每日摄入量百分比是基于总能量摄入为8700kJ的成人平均膳食。

表6-5　每日摄入量参考值

项目	参考值
能量	8700kJ
蛋白质	50g
脂肪	70g
饱和脂肪酸	24g
碳水化合物	310g
钠	2300mg
糖（单糖和双糖）	90g
膳食纤维（非强制性）	30g

三、营养标签的数值计算

《澳大利亚新西兰食品标准法规》规定了如何计算平均能量含量、可利用碳水化合物、可利用碳水化合物差额计算及膳食纤维。该标准于2016年3月1日开始实施。

1. 平均能量含量

食品的平均能量含量AE，单位为kJ/100g，使用式（6-1）计算。

$$AE = \sum_{i=1}^{N} w_i \times F_i \qquad (6-1)$$

式中　N——食物中成分的数量；

　　　w_i——食物中一种成分的平均含量，g/100g食物；

　　　F_i——能量因子，kJ/g。

表6-6所示为一般营养素能量因数；表6-7所示为特殊营养素能量因数。

表6-6　一般营养素能量因数

成分	能量因数/（kJ/g）
酒精	29
碳水化合物（不包括不可利用的碳水化合物）	17
不可利用的碳水化合物（包括膳食纤维）	8
脂肪	37
蛋白质	17

表6-7　特殊营养素能量因数

成分	能量因数/（kJ/g）
赤藓糖醇	1
甘油	18
异麦芽酮糖醇	11
乳糖醇	11
麦芽糖醇	13
甘露醇	9
有机酸	13
聚葡萄糖	5
山梨醇	14
D-塔格糖	11
木糖醇	14

2．可利用碳水化合物

（1）计算可利用碳水化合物（Available carbohydrate）　食物中可利用碳水化合物的计算方法是将食物中总可利用糖和淀粉，和可利用低聚糖、糖原和麦芽糖糊精的平均量进行相加。

（2）按差异计算的可利用碳水化合物（Available carbohydrate by difference）计算方法是用100减去食物中水、蛋白质、脂肪、膳食纤维、灰分、酒精、任何其他不可利用的碳水化合物（如果定量或添加到食品中）、表6-6中第一栏所列物质的平均值（以百分比表示）。

第六节　认证体系

澳大利亚农产品认证体系形式多样，注重本国特点，具有非常鲜明的特色。所有认证均按行业、市场、消费需求设置，突出专业性。很多认证模式和食品安全项目由行业组织（协会）或大的集团（公司）发起。认证工作大多不发证，只加注、加贴相应标识标志。所有的认证都非常注重生产过程控制的评定和确认。受官方认可和受生产者、经营者、消费者信赖的农产品认证有以下几种方式。

一、新鲜农产品放心认证

由于HACCP不适用于种植业生产者，同时欧洲零售商协会（Euro-Retailer Produce Working Group，EurepGAP）的认证较难通过，澳大利亚从2000年开始，将HACCP与EurepGAP认证二者结合，针对澳大利亚农产品和葡萄酒行业生产实际，创立了Freshcare认证。这是一套程序简化、易于操作、适合澳大利亚种植业生产特点的认证模式。截至2022年12月，澳大利亚有3900家认证企业通过了Freshcare认证，认证类型包括葡萄酒庄、葡萄栽培、农场环境-供应链和农场的食品安全与质量。加入Freshcare系统的农场主，其产品销售顺畅有保证，但需每年接受农药、微生物等方面的审查。

二、粮食等级认定

澳大利亚小麦局有限公司（Australian Wheat Board Limited，AWB Limited）及澳大利亚谷物公司（GrainCorp Ltd.）对小麦等主要粮食作物产品，根据其大小、水分、营养成分等指标不同，有严格的分等分级标准。澳大利亚的小麦等粮食产品交易活动都要根据分等分级标准进行定级销售，实现优质优价。

三、质量保证（QA）

澳大利亚于20世纪90年代初按照ISO 9000标准建立了一套适合农产品生产的质量保证体系。QA很大程度是一个"生产质量保证声明系统"，即由生产者声明是否使用了违禁药物。缺点是难溯源，但在改变人们质量安全生产观念和全程管理理念方面取得了极大成功。截至2022年12月，全澳大利亚有43%的农产品生产者采用了QA系统和生产质量管理模式，17%的牛场采用了其中的牛群管理（Cattle care）模式，2%的羊羔场采用了其中的羊群管理（Flock care）模式。

四、国家畜产品识别追溯系统认证

国家牲畜识别系统（National Livestock Identification System，NLIS）是澳大利亚用于识别和追踪牲畜的计划，对于保护和提高澳大利亚作为优质牛肉和羊肉生产国的声誉至关重要。澳大利亚是世界上最大的红肉出口国之一。NLIS保障了澳大利亚能够持续进入有价值的出口市场。

NLIS还利用NLIS数据库作为关键的追踪工具，其特点是：①所有牲畜均通过视觉或电子耳标/设备识别；②所有物理位置均通过财产识别码（PIC）进行识别，以实现动物的终身可追溯性；③所有牲畜的位置数据和运动数据都记录在中央数据库中。NLIS实现了对动物从出生到屠宰及加工、销售的全程追溯，被各州和农场主广泛采纳。增强了澳大利亚对重大食品安全或疾病事件做出快速响应的能力。NLIS反映了澳大利亚对生物安全和食品安全的承诺，并为澳大利亚在全球市场提供了竞争优势。

五、AUS-MEAT认证

AUS-MEAT认证是澳大利亚肉类及其品质规格管理局开展的一项认证，是澳洲肉类品质规格管理局（AUS-MEAT）制定的负责统一肉类及牲畜术语，并监管品质保证计划及产品规格的一项推动措施。凡符合指定标准的生产屠宰商户均可标示AUS-MEAT认可屠宰场，认可商户必须正确使用相关术语，实行品质保证计划，遵守屠宰业商业守则。AUS-MEAT聘请检查专员负责检查和监督商户的执行情况及诚信自律状况。AUS-MEAT对肉类的标准是由澳洲肉类及畜牧业协会（Meat & Livestock Australia，MLA）和澳大利亚肉类加工公司（The Australian Meat Processor Corporation，AMPC）合资建立的AUS-MEAT Limited制定，用M1到M9来区分肉的等级。其中的M代表大理石纹（Marbling），后面的数值越大则肉的等级越高。纯种和牛引进后经过杂交选育出来的牛肉品质更加出色，厂商们便自行增加了M10～M12等级。

六、AsureQuality溯源认证

AsureQuality溯源认证（AsureQuality AQ Assured™ Transparency Programme）也称AsureQuality溯源标志。新西兰国家实验室（AQ）是新西兰政府全资拥有的食品检测公司，已有100多年的历史，作为国有独立检测认证机构，为各大品牌提供包括实验室检测、监督、检验、培训、认证和标志溯源在内的诸多服务，确保食品饮料的生产环节符合新西兰和国际质量安全标准。

（一）AQ溯源标志

AQ 溯源标志（图6-4）旨在为消费者提供他们购买的产品全流程的生产和供应链信息。有AQ溯源标志的产品，包装上还会有对应的溯源二维码，表示该产品从农场到餐桌的关键过程经过了AQ的审核和验证。消费者可以随时用手机扫描包装上的二维码，了解到该产品经过了严格检验的生产和供应链信息，从而放心地购买。

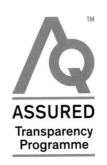

图6-4 AQ溯源标志

（二）草饲认证

经过AQ草饲认证（图6-5）的产品，其生产商是严格遵循了认证标准，使用经过批准的饲料，按照规定次数来喂养农场中对应种类的动物。AQ草饲认证涵盖了农场、加工、包装环境等环节，同时为消费者提供动物喂养记录、产品分类处理和贯穿供应链的验证，使消费者能购买到符合特定草饲标准的产品。

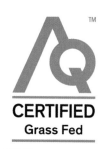

图6-5　AQ草饲认证

（三）动物福利认证

AQ动物福利认证（图6-6）涵盖了21种不同的要素和111个特定标准，对农场、加工、品牌总部的行为等多个环节中有关动物福利的环节都会进行评估。要获得 AQ 动物福利认证，生产商必须证明其产品从农场到生产的各个环节都满足AQ对于动物福利的要求。

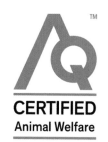

图6-6　AQ动物福利认证

第七章

加拿大农产品品质评价与分等分级

第一节 加拿大农产品相关法律法规

加拿大是被公认为拥有世界上最强大的食品安全系统之一的国家。但粮食的生产速度、数量和复杂性的变化为加拿大带来了新的风险和挑战，包括对食品安全的新威胁，消费者不断变化的偏好以及以预防风险为重点的标准。妥善应对这些挑战对于保持加拿大作为食品安全的全球领导者以及帮助加拿大的食品企业在国内外保持信誉至关重要。

加拿大食品安全法规通过专注于预防和允许更快地从市场上清除不安全农业食品，使食品系统更安全。2019年1月15日，新的《加拿大食品安全法》(*the Safe Food for Canadians Act*，SFCA) 生效，该法规通过用1套法规取代14套法规来减少企业不必要的负担，并有助于维持和优化加拿大农产品和农业部门的市场准入。新的综合法规要求食品企业进口或准备出口的食品需要通过省或地区边界发送许可证，提供预防性控制措施，阐述解决食品安全潜在风险的步骤。该法规还有助于减少从市场上移除不安全食品所需的时间，要求企业将食品追溯到供应商并转发给消费者。新的综合法规主要措施包括：通过现代化的加拿大食品指南改善营养指导；改进食品标签以帮助加拿大人做出明智的食品选择；改善食品质量（少钠、无工业生产的反式脂肪）；通过限制向儿童销售不健康的食品和饮料保护弱势人群；通过改善营养为加拿大人民提供更好的食物。

　　加拿大食品检验与管理项目的分类明确，包括肉类食品检验、鱼类食品检验、乳类食品检验、蛋类食品检验、蜂蜜食品检验、新鲜果蔬检验、加工食品检验、公式标签实施、食品安全调查。植物健康方面包括植物保护检验、种子检验、肥料检验等。动物卫生方面包括动物卫生检验、饲料检验等。加拿大政府对农产品生产与流通中的各个重要环境（农场、养殖场、繁殖场、果园、菜园、苗圃、林场、加工厂、屠宰场、包装厂、储运库、批发场、零售店）、农产品生产的投资物（种子、肥料和饲料）、新鲜农产品（肉、鱼、蛋、乳、果蔬）、已加工包装的食品（蜂蜜、面包、罐头）、进出口农产品（包括活的动植物和食品）进行检验。

　　加拿大粮油农产品质量分级的主要法律依据是《加拿大谷物法》（Canada Grain Act）。《加拿大谷物法》及其相关法规为加拿大谷物质量保证体系提供了框架，并为种粮农民提供了一定的保护。法规中的谷物主要包括大麦、黄豆、荞麦、鹰嘴豆、玉米、蚕豆、亚麻籽、扁豆、混合谷物、芥菜籽、燕麦、豌豆、油菜籽、黑麦、红花籽、大豆、葵花籽、小黑麦和小麦。

　　加拿大《食品药品法案》（Food and Drugs Act，FDA）对食品商品营养符号、营养标签、营养成分声称及健康声称进行了详细的解释；同时，对酒精饮料、可可和巧克力制品、咖啡、香料、调味品、乳制品、肉类及肉制品、油脂、水果、蔬菜、谷物和烘焙产品、食品添加剂、盐、醋、茶、海洋及淡水动物产品进行了定义和分级标准规定。

　　在加拿大《食品药品条例》（Food and Drug Regulations，FDR）的监管下，加拿大卫生部（Health Canada）负责制定在加拿大销售的所有食品商品营养质量和安全标准，下属的食品管理局通过评估科学依据来制定和实施《食品药品法案》及其相关政策标准。加拿大食品检验管理局（Canadian Food Inspection Agency，CFIA）负责执行《食品药品法案》及其相关法规中概述的健康和安全标准，主要关注降低食品安全风险，还负责管理与包装、标签和推广相关的非健康和安全法规。加拿大农业和农业食品部（Agriculture and Agri Food Canada，AAFC）通过提供信息和支持，帮助行业了解FDA的相关监管要求，协助创新食品进入市场。

　　加拿大食品检验管理局主要负责的10个相关法律为《农业及农业食品管理经济惩罚法》《加拿大食品检验管理局法》《饲料法》《肥料法》《食品与药品法——与食品有关部分》《动物卫生法》《肉类检验法》《植物育种者权力法》《植物保护法》《种子法》。

　　加拿大食品安全法律制度保证了加拿大食品的安全性和加拿大食品在国际市

场的竞争优势。加拿大作为全球主要农产品生产国和出口国之一，其农业产业的发达不仅依靠丰富的自然资源，还得益于其完备的农产品质量安全保障体系。

第二节　加拿大农产品分等分级方法

根据农产品等级确定产品质量要求，分等分级评价包括以下参数：味道、香味、质地、颜色、湿度、大小、成熟度、硬度、形状、清洁度、密度、透明度、脂肪含量、食品状况以及不同类型的缺陷。等级名称确定了特定食品的质量等级。它们被用作参考点或通用语言，作用是：建立对一致产品质量的期望；支持企业营销其产品；给消费者带来他们想要的产品质量；促进国家和省份之间的贸易；在买方和卖方之间建立公平的价格和/或合同；防止欺诈和掺假。食品的等级和等级名称（定义）受到《加拿大食品安全法》（the Safe Food for Canadians Act，SFCA）和《加拿大安全食品条例》（the Safe Food for Canadians Regulations，SFCR）及各省级法案的监管。

SFCR中等级分为：强制性分级、选择性分级、授权申请或使用、进口食品-无规定的等级名称、授权复制分级、推广或销售。加拿大农产品分等分级需要专门的分级员执行，且只有在特定的人提出书面分级申请的情况下进行分级，例如企业负责人、生产者、生产者代理商和产品的所有者，并按规定支付相应的费用。

强制性分级中规定的蛋类、鱼、新鲜水果和蔬菜、加工水果或蔬菜制品、蜂蜜、枫糖浆或牛肉胴体必须分级，且必须满足该食品等级在其等级文件中的相应要求及标签标示，但该分级标准不适用于已出口的新鲜水果或蔬菜，及密封包装的蔬菜酱等。

选择性分级中规定了去内脏的冷冻太平洋鲑鱼、新鲜蓝莓、新鲜哈密瓜、新鲜蔓越莓和新鲜草莓，以及密封包装的蔬菜制品（番茄酱、炖番茄、番茄泥、番茄浆、番茄酱、番茄酱和番茄辣椒酱）、乳制品（已出口乳制品除外）、野牛、羊或小牛肉和处理或部分处理的家禽胴体。

除上述两种分级规定外，对于已由分级许可证持有人进行分级的乳制品、蛋类、鱼类、加工水果或蔬菜制品、蜂蜜或枫糖浆，和已由分级员分级的经处理或部分处理的家禽胴体，可按照授权申请或使用进行包装和标示。

《加拿大食品安全法》中未规定等级名称的进口食品，如果符合原产国制定的等级名称要求，且已按《加拿大食品安全法》条例的标签规定并标明产品原产地，可以贴上原产国制定的等级名称标签。

标签印刷商或包装制造商、食品分级主题文件出版商和宣传食品分级的出版商可以被授权复制分级。

任何满足《加拿大安全食品条例》要求的人，都有权在食品的推广或销售中使用等级名称。

第三节　加拿大农产品分等分级

《加拿大安全食品条例》纳入了加拿大食品检验管理局编制的《加拿大等级纲要》（*Canadian Grade Compendium*），该纲要规定了绵羊和家禽胴体、新鲜水果和蔬菜、加工水果或蔬菜制品、乳制品、蛋类、蜂蜜、枫糖浆和鱼类的等级。此外，牛肉、野牛和小牛肉胴体等级要求也被纳入《加拿大安全食品条例》，并由加拿大第三方牛肉分级机构进行编制。

以下对绵羊和家禽胴体、乳制品、蛋类、新鲜水果和蔬菜、加工水果和蔬菜、蜂蜜、枫糖浆、水产品、牛肉、谷物品质分等分级进行详细阐述。

一、绵羊和家禽胴体

（一）绵羊胴体

绵羊胴体分为5个等级，分别为加拿大AAA级、加拿大C1级、加拿大C2级、加拿大D1级和加拿大D4级。

（1）加拿大AAA级的绵羊胴体　①具有规定的绵羊胴体成熟度特征；②原始切口的最小肌肉组织评分为2，最小平均肌肉组织评分为2.6；③侧翼肌肉呈粉红色至浅红色；④胴体脂肪覆盖物坚硬、白色或略带微红色或琥珀色，测量部位厚度不低于4mm并且外侧至少有一层脂肪覆盖物；⑤内侧腹肌上的脂肪条纹最少。

（2）加拿大C1级的绵羊胴体　①具有规定的绵羊胴体成熟度特征；②原始切口的最小肌肉组织评分为2，最小平均肌肉组织评分为2.6；③侧翼肌肉呈粉红色至浅红色；④胴体脂肪覆盖物坚硬、白色或略带微红色或琥珀色，测量厚度不低于4mm，并且外侧至少有一层脂肪覆盖物。

（3）加拿大C2级的绵羊胴体　①具有规定的绵羊胴体成熟度特征；②有深红色的侧翼肌肉或有黄色的脂肪覆盖物。

（4）加拿大D1级的绵羊胴体　①具有规定的成熟度特征；②脂肪覆盖物测量厚度小于13mm。

（5）加拿大D4级的绵羊胴体　①具有规定的成熟度特征；②脂肪覆盖物测量厚度大于13mm。

（二）家禽胴体

家禽胴体分为3个等级，分为加拿大A级、加拿大可用级和加拿大C级，分级标准如下。

1. 加拿大A级的家禽胴体

（1）对于鸡，阉鸡、洛克康沃尔母鸡、成熟鸡、老公鸡、年轻火鸡及成熟火鸡，从胴体切除的翅尖及尾部不多于一个。

（2）就雏鸭、成熟鸭、幼鹅、成熟鹅而言，从胴体切除的翅尖及平翅不多于一个。

（3）除略微弯曲且不影响肉正常放置的龙骨外，其他部位不得变形。

（4）前端龙骨两侧的胸部适度丰满，肌肉向后端逐渐变细，前端龙骨骨突出肉不超过3mm。

（5）对于火鸡以外的家禽，则胸部、大腿和背部有脂肪覆盖。

（6）对于火鸡，胸部两侧的主要翎毛中有脂肪沉积，明显增厚。

（7）胸部没有超过$1.6cm^2$且胴体其他部分没有超过$6.5cm^2$的明显变色。

（8）如果胴体质量少于5.5kg，其胸部皮肤撕裂长度不得超过6mm，且胴体其他部分的皮肤撕裂长度合计不得超过2.5cm。

（9）如果胴体质量为5.5kg或以上，其胸部皮肤撕裂长度不得超过1.2cm，且胴体其他部分的皮肤撕裂长度合计不得超过3.5cm。

（10）没有骨折或脱臼的骨头。

（11）龙骨后端的外露肉厚度不超过3cm。

2. 加拿大可用级的家禽胴体

（1）除了翅膀、一条腿（包括大腿或两条小腿）、尾巴和不超过胸部面积一半的皮外不得有任何其他缺失。

（2）如果肉没有被去除，则在龙骨的骨两侧应具有足够饱满的肉，以防止肉从前端到后端急剧脱落，并且龙骨突出肉的长度不超过3mm。

（3）至少有最低限度的脂肪覆盖物，以防止肉透过皮肤突出。

（4）胸部没有超过6.5cm^{2}且胴体其他部分没有超过8cm^{2}的明显变色。

（5）除翅膀或腿外，没有脱臼的骨头。

（6）没有骨折。

3. 加拿大C级的家禽胴体

（1）必须是成熟鸡。

（2）胸部在龙骨的两侧具有足够丰满的肉，以防止肉从前端到后端急剧脱落，并且龙骨突出肉不超过5mm。

（3）明显变色总面积不超过14.5cm^2。

二、乳制品

黄油、低热量黄油、涂抹乳制品、淡黄油或低脂黄油、乳清黄油和切达干酪可以分出加拿大1级；乳粉可以分为加拿大1级和加拿大2级。

1. 黄油和黄油产品

加拿大1级黄油具有典型和令人满意的风味，如果是发酵黄油，则略带酸味，且质地光滑、结构坚固、颜色均一、水分易吸收且易溶解盐。

2. 切达干酪

加拿大1级切达干酪具有典型和理想的风味和香气，质地紧密且光滑，外表洁净无破损，大小均匀，形状规则，除大理石切达干酪外，具有统一的颜色。

3. 乳粉

（1）加拿大1级乳粉需满足脱脂乳粉（喷雾干燥）、脱脂乳粉（速溶）、全脂乳粉（喷雾干燥）、全脂乳粉（气瓶包装）、乳清粉（喷雾干燥）、食用酪蛋白等的相关1级要求，其成分均匀，没有硬块，颜色均匀，呈白色、奶油色或浅色，完全不含肉眼可见的黑色或棕色颗粒，冲调后不会产生令人不愉快的味道和气味，不含pH调节剂（酸性乳清粉除外）。

（2）加拿大2级乳粉需满足脱脂乳粉（喷雾干燥）、脱脂乳粉（速溶）、全脂乳粉（喷雾干燥）、全脂乳粉（气瓶包装）、乳清粉（喷雾干燥）、食用酪蛋白等的相关2级要求，其成分均匀，没有硬块，颜色均匀，呈白色、奶油色或浅色，完全不含肉眼可见的黑色或棕色颗粒，不含pH调节剂（酸性乳清粉除外），冲调时风味和气味可能缺乏新鲜度。

三、蛋类

加拿大蛋类有4个等级，分别是加拿大A级、加拿大B级、加拿大C级和加拿大不合格产品。符合等级要求的预包装蛋类必须标明相应的蛋类等级。

1. 加拿大A级蛋类要求

（1）在光下具有相当牢固的蛋白，蛋黄轮廓模糊，蛋黄呈圆形，且中心位置合理，气室深度不超过5mm。

（2）外壳不超过3个污点，且污点总面积不超过25mm²，并且没有其他污垢和污点，外形正常，无裂缝。

（3）满足规定的尺寸。

2. 加拿大B级蛋类要求

（1）单个蛋质量不少于49g。

（2）不开裂。

（3）在光下显示清晰的蛋黄轮廓，呈中等椭圆形，旋转时蛋黄在蛋内可自由漂浮，且蛋内细菌萌发度非常小，还有气室深度不超过9mm；外壳的污渍总面积不超过320mm²，外壳无污垢或形状稍不正常。

3. 加拿大C级蛋类要求

（1）外壳无污垢。

（2）在光下，显示一个轮廓突出、椭圆形但不附着于壳膜的蛋黄，有直径不超过3mm的肉斑或血斑，以及内容物不外漏的开裂外壳。

4. 加拿大不合格蛋类的要求

一个批次的蛋类一般不会划分为不合格蛋类，除非该批次有超过10%蛋壳破裂的蛋类、5%蛋壳上有污垢且污垢面积大于160mm²、3%渗漏或不合格的蛋类；某批次所含的不合格蛋类总数超过上述描述的15%，则该批次被认定为不合格蛋类。

四、新鲜水果和蔬菜

大多数加拿大种植水果和蔬菜按等级出售。尽管所有省份都有相关规定，但并非所有省份都按照规定对相同的水果和蔬菜进行分级。

新鲜水果和蔬菜分等分级参考属性：尺寸和形状的均匀性，最小和最大直径，最小长度，颜色，保质期，疾病、损伤和其他缺陷，清洁度和包装。

加拿大对新鲜水果和蔬菜进行分级，一般分为加拿大1级、加拿大2级、加拿大可用级。《加拿大等级纲要》中规定的新鲜水果包括苹果、杏、蓝莓、哈密瓜、樱桃、海棠果、蔓越莓、葡萄、桃、梨、李子、大黄和草莓，新鲜蔬菜包括芦笋、甜菜、球甘蓝、卷心菜、胡萝卜、花椰菜、芹菜、甜玉米、温室黄瓜、田间黄瓜、生菜、洋葱、马铃薯、温室番茄和田间番茄。以下以草莓和芦笋举例说明。

（一）草莓

加拿大1级草莓必须妥善包装，相当洁净、结实，完好无损，形状良好并附有花萼，具有该品种成熟时的颜色特征，最小直径为16mm，外表没有鸟类啄伤和擦伤，并且没有任何严重影响草莓外观、可食用性或运输质量的损坏缺陷。

对于草莓分级，在装运或重新包装时检查的草莓批次中，不得有超过10%的草莓有缺陷，并且不得有超过2%的腐烂以及除腐烂外5%的损伤。按数量计算，在装运或重新包装检查以外的检查中，有损伤的草莓不得超过10%；除以上两种情况外，批次中直径小于16mm的草莓不得超过5%。如果满足上述3个条件，则判断草莓为加拿大1级。

（二）芦笋

芦笋分为加拿大1级、加拿大细长1级和加拿大2级。如果芦笋按直径分级销售，还必须根据芦笋茎的直径将芦笋分为中号（最小直径8mm，最大直径14mm）、大号（最小直径13mm，最大直径21mm）和巨大号（最小直径19mm，最大直径21mm）。

所有等级的芦笋必须正确包装，每根茎的白色占比不得超过15%；修剪茎秆使其根部被整齐、平滑、均匀地切割，且无干枯或磨损；茎最小直径为8mm，最小长度为140mm；如果用金字塔包装盒包装，可包装9.07kg芦笋，最大长度为229mm；没有腐烂。

（1）加拿大1级　除满足上述要求外，加拿大1级还必须保持新鲜，没有茎尖断裂、散开或破旧肮脏的茎秆，预包装茎秆长度变化不超过38mm，并且没有任何严重影响芦笋外观、可食用性或运输质量的损坏缺陷。

（2）加拿大细长1级　除满足上述要求外，加拿大细长1级还必须保持新鲜，没有茎尖断裂或散开的茎，且没有严重破旧的外观，茎的最大直径为9mm，预包装茎秆长度变化不超过38mm，并且没有任何严重影响芦笋外观、可食用性或运输质量的损坏缺陷。

（3）加拿大2级　除满足上述要求外，加拿大2级必须没有任何严重影响芦笋外观、可食用性或运输质量的损坏缺陷。

在芦笋分级中，在装运或重新包装时检查的批次中，不得有超过10%的芦笋有缺陷，并且不得有超过1%的腐烂以及除腐烂外5%的损伤。按数量计算，在装运或重新包装时间以外的检查中，有损伤的芦笋不得超过10%，有永久损伤的芦笋不得超过5%，不符合茎秆直径或长度要求的芦笋不得超过10%，以及大于茎秆最大长度变化包装的芦笋不得超过10%。

五、加工水果和蔬菜

在加拿大，大多数加工水果和蔬菜均按等级销售。加拿大约95%的加工水果、蔬菜产品是由在联邦注册检查和评级的企业生产，某些加工水果或蔬菜产品必须进行分级后才能进口或在加拿大跨省贸易中销售。加工过的水果和蔬菜分级主要依据有口味和香气、颜色、柔软度和成熟度、尺寸和形状的均匀性、一致性、外观、杂质或缺陷的形态。

加拿大对加工水果和蔬菜进行分级，一般分为加拿大优级、加拿大自选级、加拿大标准级。《加拿大等级纲要》中的加工水果包括苹果（苹果片、苹果汁、浓缩苹果汁、苹果酱）、杏、蓝莓、哈密瓜、樱桃（酸、甜、去核）、海棠果、桃、梨和草莓等；加工蔬菜包括芦笋（尖）、芦笋块、甜菜（整块、切片、切块、切丝）、胡萝卜（整块、切片、切丁、切丝）、奶油玉米、马铃薯（切块、切片、切丝）、番茄（番茄汁、番茄酱、浓缩番茄汁、番茄辣椒酱）等。以下以加工草莓和加工芦笋举例说明。

（一）加工草莓

加拿大密封包装的草莓分为加拿大优级、加拿大自选级、加拿大标准级。

（1）加拿大优级　具有品种特征，成熟度适合加工，具有典型草莓风味和几乎一致的颜色，尺寸均一且状况良好，当包装容器中草莓体积为398mL或更大时，包装容器的直径不得小于22mm。加拿大优级草莓要求几乎没有小帽茎、萼片状苞片或部分萼片状苞片、绿色或干燥果以及其他损伤。

（2）加拿大自选级　具有品种特征，成熟度适合加工，具有典型草莓风味和相对一致的颜色，尺寸相对均一且状况相对良好，相对没有小帽茎、萼片状苞片或部分萼片状苞片、绿色或干燥果以及其他损伤。

（3）加拿大标准级　具有品种特征，具有正常的味道、尚可的颜色和状况，适当地没有小帽茎、萼片状苞片或部分萼片状苞片、绿色或干燥果以及其他损伤。

（二）加工芦笋

1．芦笋尖

包装在密封包装中的芦笋尖分为加拿大优级、加拿大自选级和加拿大标准级。按尺寸分级的话，笋尖还分为小、中、大尺寸。

（1）加拿大优级　具有密封包装的绿色芦笋非常典型的风味，颜色几乎一致，笋尖鲜嫩紧实，尺寸一致，无明显沙砾或沙子并且几乎没有昆虫或机械损伤、锈斑、瑕疵或其他缺陷。

（2）加拿大自选级　具有密封包装的绿色芦笋典型风味，颜色相对一致，笋尖紧实，尺寸相对一致，相对无明显沙砾或沙子并且相对没有昆虫或机械损伤、锈斑、瑕疵或其他缺陷。

（3）加拿大标准级　具有正常的味道和气味以及尚可的颜色，笋尖稍微紧实，有一点沙砾或沙子，无明显沙砾或沙子并且几乎没有昆虫或机械损伤、锈斑、瑕疵或其他缺陷。

2．芦笋块

包装在密封包装中的芦笋块分为加拿大优级、加拿大自选级和加拿大标准级。

（1）加拿大优级　具有密封包装的绿色芦笋非常典型的风味，颜色几乎一致，笋尖鲜嫩，不少于20%，尺寸统一（长度不超过38mm），无明显沙砾或沙子并且几乎没有昆虫或机械损伤、锈斑、瑕疵或其他缺陷。

（2）加拿大自选级　具有密封包装的绿色芦笋典型风味，颜色相对一致，笋尖相对鲜嫩，不少于10%，尺寸相对统一（长度不超过38mm），相对无明显沙砾或沙子并且相对没有昆虫或机械损伤、锈斑、瑕疵或其他缺陷。

（3）加拿大标准级　具有正常的味道和气味以及尚可的颜色，笋尖稍微鲜嫩，有一点沙砾或沙子，无明显沙砾或沙子并且几乎没有昆虫或机械损伤、锈斑、瑕疵或其他缺陷。

六、蜂蜜

加拿大生产的蜂蜜分为3个等级，分别为加拿大1级、加拿大2级、加拿大3级。所有蜂蜜（面对消费者的预包装蜂蜜和散装包装的蜂蜜）的标签上都要求提供等级或等级标识，该标签受蜂蜜法规的约束。蜂蜜法规适用的蜂蜜卫生且适合人类食用，但不符合加拿大1级、加拿大2级和加拿大3级标准的要求，应标记为"不合格"。

1．加拿大1级蜂蜜

（1）通过蜜蜂从花蜜或植物分泌物或植物活体部分获得。

（2）具有流动性、黏性或部分/全部结晶的稠度。

（3）满足表7–1中规定的成分要求。

（4）具有加工和混合后测定的淀粉酶活性，以Gothe量表（可评价淀粉酶值）中淀粉酶数值表示：如果羟甲基糠醛含量不超过40mg/kg，则不小于8；羟甲基糠醛含量不超过15mg/kg，则不小于3。

（5）无严重影响其食用、外观或运输质量的变质。

（6）含有不超过17.8%（质量分数）的水分，如果其包装标有"巴氏杀菌"或"巴氏灭菌剂"字样，则水分含量不超过18.6%（质量分数）。

（7）不含任何异物（筛网筛孔径为0.1778mm，金属丝直径为0.09mm）。

（8）如果标有"压榨"字样，不溶性固体不超过0.1%（质量分数），若带有"未压榨"字样，则不超过0.5%（质量分数）。

（9）具有其颜色等级的风味特征，并且没有任何令人反感的风味、香味或污点。

（10）如果标有"液体"字样，则应清澈、明亮、颜色均匀且无可见晶体。

（11）如果标有"奶油"或其他表示内容物为颗粒状的字样，则应具有光滑细腻的质地和完整均匀的颗粒。

表7-1　特定种类蜂蜜成分要求（质量分数）

蜂蜜成分	甘露蜂蜜	薰衣草蜂蜜、紫花苜蓿蜂蜜、rubinia蜂蜜、山茂木坚花蜂蜜	其他蜂蜜
按转化糖计算的表观还原糖	不低于60%	不低于65%	不低于65%
水分	不超过20%	不超过20%	不超过20%
表观蔗糖	不超过10%	不超过10%	不超过5%
不溶性固体（未压榨）	不超过0.1%	不超过0.1%	不超过0.1%
不溶性固体（压榨）	不超过0.5%	不超过0.5%	不超过0.5%
灰分	不超过1%	不超过0.6%	不超过0.6%
酸	不超过40mEq/kg	不超过40mEq/kg	不超过40mEq/kg

2. 加拿大2级蜂蜜

（1）符合上述加拿大1级蜂蜜中（1）～（5）和（8）的条件。

（2）含有不超过18.6%（质量分数）的水分，如果标有"巴氏杀菌"或"巴氏灭菌剂"字样，则水分含量不超过20%（质量分数）。

（3）不含任何异物（筛网筛孔径为0.24889mm，金属丝直径为0.125mm）。

（4）风味稍有不同，但蜂蜜特有的味道未受到严重损害。

（5）如果标有"液体"字样，则其颜色可能暗淡、浑浊或略微不均匀，且显示出轻微的结晶迹象，呈轻微悬浮或轻微的结晶沉淀。

（6）如果其容器标有"奶油"或其他表示内容物为颗粒状的字样，则其质地可能是中等粗糙或砂砾，具有完整且相当均匀的颗粒。

3. 加拿大3级蜂蜜

（1）符合上述加拿大1级蜂蜜中（1）～（5）、（8）和加拿大2级蜂蜜中（4）的条件。

（2）含有不超过20%（质量分数）的水分。

七、枫糖浆

非进口枫糖浆有加拿大A级和加拿大加工级两个等级。联邦建立了枫糖浆等级和颜色标准。在省际或国际贸易中出售的枫糖浆容器上宣布等级时，其必须是加拿大等级之一，并且枫糖浆必须符合相应的等级和颜色标准。

1. 加拿大A级枫糖浆

评级为加拿大A级的枫糖浆必须满足以下条件。

（1）20℃时，通过折射计或密度计测定，最低可溶性固体含量为66%（质量分数），最高为68.9%（质量分数）。

（2）未经发酵。

（3）颜色均匀，无沉淀或任何浑浊。

（4）具有表7-2规定的颜色等级及透光率。

（5）具有对应颜色等级的枫叶香味，没有任何令人反感的气味或味道。

表7-2　加拿大A级枫糖浆颜色等级及透光率

颜色等级	透光率
金色、味道精致	≥75%
琥珀色、口感丰富	50%~75%
黑色、味道浓烈	25%~50%
非常黑、味道强烈	<25%

2. 加拿大加工级枫糖浆

加拿大加工级枫糖浆必须满足以下条件。

（1）20℃时，通过折射计或密度计测定，可溶性固体含量最低为66%（质量分数），最高为68.9%（质量分数）。

（2）不符合"加拿大A级枫糖浆"中（3）~（5）的要求。

八、水产品

《加拿大等级纲要》中列出了水产品的分级，其中第1部分为新鲜或冷冻水产品，第2部分为腌制鱼，第3部分为斑点鱼和斑点鱼鱼片，第4部分为鱿鱼干。以下以新鲜或冷冻鱼的分级标准举例说明。

（一）大西洋牡蛎

带壳大西洋牡蛎分为优选形状、自选形状、标准形状和商业形状。

（1）优选形状　每只牡蛎的长度不超过其最大宽度的1.5倍，且没有异常扁平、薄唇或畸形，如果预先包装，长度差异不超过25mm。

（2）自选形状　每只牡蛎的长度不超过其最大宽度的1.75倍，且没有异常扁平、薄唇或畸形，如果预先包装，长度差异不超过25mm。

（3）标准形状　每个牡蛎的长度不超过其最大宽度的两倍，且没有异常扁平、薄唇或畸形。

（4）商业形状　不符合（1）~（3）的要求。

对于优选形状和自选形状的带壳大西洋牡蛎，其预包装容器必须包装长度不超过25mm的牡蛎，并贴上标签，标示其所含牡蛎的最小数量。

（二）太平洋鲑鱼

太平洋鲑鱼分为A级、标准级和可用级。

（1）A级　必须是完整的，头朝上或头朝下，正确切割和清洁，无任何内脏、身体损伤、腹部灼伤和性成熟提前迹象。

（2）标准级　必须是完整的，头朝上或头朝下，适当切割和清洁，没有内脏、身体损伤、腹部灼伤和性成熟提前迹象。

（3）可用级　必须是完整的，头朝上或头朝下，已去除内脏，没有污染、腐烂或不健康迹象。

（三）大西洋香鱼

冷冻大西洋香鱼分为小号尺寸、中号尺寸、1级尺寸和特大号尺寸，按等级包装时，鱼的长度（从鼻尖到尾部圆端）分别为<100mm、100~140mm、140~180mm和>180mm。

（四）白鱼

白鱼分为小型、中型、大型和巨型，按等级包装时，鱼的质量分别为<0.68kg、0.68~1.35kg、1.35~1.80kg和>1.80kg。

此外，《加拿大等级纲要》还对腌制鱼（腌制多宝鱼、腌制鲱鱼和腌制大西洋三文鱼等）、腌制鲱鱼和鲱鱼片以及鱿鱼干进行了分等分级。

九、牛肉

加拿大牛肉分级机构（the Canadian Beef Grading Agency，CBGA）是一家行业运营组织，根据"等级要求"确保对加拿大牛肉、野牛肉和小牛肉胴体的质量和产量价值进行公正评估。这些评估由该行业的牲畜等级要求常设委员会（Livestock Grade Requirements Standing Committee，LGRSC）管理，该委员会由CBGA董事会监督。CBGA董事会由行业代表组成，包括牧民、养牛者、包装商和零售商。

胴体只有在经过健康和安全标准的检查和批准后才能进行分级。指定的分级师根据几个标准评估胴体，这些标准经科学证明会影响胴体质量和/或产量。

（一）加拿大牛肉

加拿大牛肉分为13个等级和5个产量等级。

13个等级分别为优级、AAA级、AA级、A级、B1级、B2级、B3级、B4级、D1级、D2级、D3级、D4级和E级，等级评估中成熟度、肌肉组成、大理石花纹（肉色、肉质和油花度）、脂肪（颜色和质地）与嫩度、多汁、风味、消费者可接受度、保质期和产量直接相关。大理石花纹可描述为痕量、微量、少量和略微丰富。

5个产量等级分别为加拿大1级、加拿大2级、加拿大3级、加拿大4级和加拿大5级，相应的预测零售切割产量百分比分别为＞52.2%、50.1%～52.2%、47.7%～50.1%，45.2%～47.7%和＜45.2%。

（二）野牛肉

野牛肉分级有助于确保小母牛和公牛的肉都能反映出一定的质量。野牛肉分级是由加拿大牛肉分级局提供的收费性自愿评估。

加拿大野牛肉分为A1级、A2级、A3级、A4级、B1级、B2级、B3级、D1级、D2级和D3级。分级员可根据以下条件对野牛分级：

（1）成熟度（年龄）　胴体的成熟与按压程度直接相关，年轻的胴体是最嫩的，可通过第9、第10和第11椎骨末端的软骨硬化（骨化）量来评估。

（2）体型结构（肌肉）　肌肉发育与肉产量有关。

（3）脂肪的颜色和质地会影响消费者的接受度和保质期。

（4）肉的颜色和质地会影响消费者的接受度和保质期；此外，因为野牛肉来自肌肉结构，很少或没有大理石花纹，所以大理石花纹描述不是分级规定的一部分。

（三）小牛肉胴体

在加拿大牛肉分级计划中，体重小于190kg的年轻牛胴体被列为小牛肉。根据肉色、整体肌肉和脂肪覆盖率，对小牛肉胴体进行质量分级，分为加拿大A1级、A2级、A3级、A4级、B1级、B2级、B3级、B4级、C1级和C2级。至少具有良好肌肉和一些乳白色脂肪的小牛肉胴体被评为A级，具有中等肌肉和过量脂肪覆盖的小牛肉胴体被评为B级，其余不符合要求的小牛肉胴体被评为C级。

此外，也可以根据肉色对小牛肉胴体进行分级，使用颜色计客观测量胴体的颜色，根据仪表读数从亮粉色或浅色到粉红或红色分为1级、2级、3级和4级。

十、谷物

加拿大谷物委员会（Canadian Grain Commission，CGC）是加拿大负责监管粮食行业的政府部门，加拿大农业和农业食品部部长负责管理加拿大谷物委员会。加拿大谷物委员会可通过《加拿大谷物法》为任何种类的西部和东部谷物制定等级和等级名称，并确定等级规格，规定一种或多种方法确定谷物的特征，满足粮食采购商的质量要求。加拿大谷物委员会制定了《加拿大官方分级谷物指南》（*Official Grain Grading Guide*），对谷物的分等分级有完整描述。

以小麦为例，根据种植地区，加拿大小麦分为加拿大西部或加拿大东部。《加拿大官方分级谷物指南》详细解释了小麦的品类品种、商业清洁度测定、等级和分级因素等，其中，小麦的分级因素包括：麦角、霜冻、镰刀菌损伤、病虫害、绿色、硬质玻璃质粒、霉变损害、破裂的内核、锯木损害、污损、芽损害或严重芽损害、翅目虫损害和严重损害、试验质量和确定试验质量的程序和设备。

在加拿大，谷物等级是用于定义谷物质量的工具。等级因素是谷物的物理状态，是生长条件、处理程序或储存实践的结果。等级与谷物的最终食用质量有关，这意味着等级与谷物特性中"影响加工过程的性能"（例如，在碾磨过程中产生多少面粉）或"最终产品的质量"（例如煮熟面食的质地）有关。

大多数种植、出口或进口谷物的国家都使用谷物等级，等级是加拿大谷物行业交易基础的一部分。除等级外，交易还可以基于合同规范，以满足客户的最终用途要求。一般来说，生产者根据他们交付的谷物等级获得报酬。

第四节　标签标识

一、食品标签基本要求

食品标签是加拿大政府非常关注的部分。食品生产商应详细掌握和理解加拿大关于食品标签的相关法规要求，严格按照要求进行标签的设计和标示，保证出口加拿大食品的合规性。

加拿大食品标签法规主要有：《食品和药品法》和《食品和药品条例》，适用于各类贸易的食品；《消费品包装和标签法》，适用于零售的预包装食；《加拿大安全食品法》，用于加强《加拿大农产品法案》《鱼类检验法》《肉类检验法》和《消费者包装和标签法案（食品条款）》。

食品标签的基本要求有：大多数预包装食品、集装箱运输食品需要标签；在零售店烧烤、烤制的肉类，家禽及副产品，马肉及副产品，面粉等需要始终携带标签；采用透明包装或小于1.27cm宽带子捆扎的新鲜水果或新鲜蔬菜可豁免标签。

加拿大有关标签、识别标准和等级的信息分为工业食品标签和消费者食品标签两部分。

工业食品标签给加拿大所有食品检查员和相关单位提供参考。工业食品标签主要包括：①核心标签要求，双语（英语和法语）、净含量、通用名称、营养标签、原产国、甜味剂、日期和存储说明、食品添加剂、名称和主要营业地点、辐照说明、等级、成分和过敏原等信息；②索赔和声明信息，广告宣传、成分和含量、健康声明、营养成分、有机食品、生产方法等信息；③食品特定标签要求，如酒精、蜂蜜、糖果、巧克力和休闲食品、婴儿食品和婴儿配方乳粉、乳品、肉类和家禽、加工水果和蔬菜、脂肪和油、零售食品、盐、谷物和面包等其他食品类型。

消费者可以通过标签来对他们购买的食品做出更明智的选择，主要包括日期、过敏原、营养信息、有机食品标签、原产国、转基因食品标签、辐照食品标签等。其中，营养信息可以帮助消费者了解食物中的成分，便于消费者选择适合的食品，避免出现食物过敏或不耐受。

二、营养标签信息要求

FDR主要规定了食品营养符号、营养标签、营养成分声明和健康声称。与"营养标签"相配套的是《加拿大饮食指南》(*Canada Food Guide*)，旨在对加拿大人日常的食物构成和选择提供更具体的建议和指导。

营养标签的法规主要从3个部分进行规定：①FDR中规定了5类表述降低患病风险的表述即营养声称；②FDR中合并规定了47项营养成分的表述；③对营养标签的可用性、内容和格式的要求进行了规定。大部分预包装食品必须提供营养标签，但有部分食品有条件豁免，例如新鲜蔬菜或水果，单一成分肉类、家禽、鱼类和副产品（碎肉和家禽除外）。

工业食品标签的核心标签要求中规定了营养标签。营养成分表中的信息需包括加拿大政府规定的必填信息、分量和参考量、其他营养信息、每日推荐摄入量等信息；营养成分表中需包括热量、脂肪和脂肪酸、钠、钾、碳水化合物、糖、蛋白质、维生素和矿物质；此外，还对营养成分格式、包装正面、特殊食物及其他信息进行了相关解释和规定。

消费者食品标签的营养信息必须包括：①营养成分表，份量、热量和营养素以及每日需求量百分比；②成分表，亚硫酸盐添加量、常见过敏原、麸质来源；③标签上的营养声称，食物中营养素的含量（如低钠、高纤维）、食物对健康的积极影响（例如，某种健康饮食可能有助于降低患某类型疾病的风险）；④包装正面的营养说明，钠、糖和饱和脂肪。

此外，为了提高加拿大消费者对食品标签的理解，加拿大卫生部推出了营养标签在线课程，该课程主题主要包括：加拿大的食品标签、营养成分表、份量、每日需求量百分比、营养声明。

加拿大食品检验管理局也制定了食品标签，对营养成分表中的信息、营养成分表中的元素、营养素成分表格式、营养成分表的介绍等进行了解释。

第五节　认证体系

一、食品安全监管概述

加拿大食品安全采取的是分级管理、相互合作、广泛参与的模式。联邦、各省和市政当局都有管理食品安全的责任。在联邦一级的主要管理机构是加拿大卫生部以及农业和农业食品部（Agriculture and Agri-food Canada，AAFC）下属的加拿大食品检验管理局（CFIA）。这两个部门相互合作，各司其职。卫生部负责制定所有在加拿大出售的食品的安全及营养质量标准，制定食品安全的相关政策。CFIA负责管理联邦一级注册、产品跨省或在国际市场销售的食品企业，并对有关法规和标准执行情况进行监督，实施这些法规和标准。省级政府的食品安全机构提供在自己管辖权范围内、产品在本地销售的成千上万的小型食品企业的检验，市政当局负责向经营终端食品的饭店提供公共健康标准，并对其进行监督。政府要求农民、渔民、食品加工者、进口商、运输商和零售商根据标准、技术法规和指南来生产、加工和经营。家庭、饭店和机构食堂的厨师则要根据食品零售商、加工企业和政府提供的指南加工食品。CFIA的合作单位——加拿大消费者食品安全教育组织还通过互联网向消费者提供如何避免病从口入的信息和知识。同时，加拿大其他联邦政府的部门也参与相关的食品安全管理工作，如外交部、国际贸易部参与食品进出口贸易和国际食品安全合作。此外，大学、各种专门委员会，如加拿大谷物委员会，加拿大人类、动物健康科学中心和关扶大学（University of Guelgh）等机构也参与食品安全工作。在加拿大，"食品安全人人有责"是一个被普遍接受的原则，体现了参与的广泛性。

作为加拿大最大的基于科学的管理机构，CFIA在促进和推广使用有效的操作规范方面发挥了突出的作用。CFIA制定了一系列规划和创新计划，鼓励产业界采用HACCP措施，协助产业界改造和重组它们的HACCP系统，提供HACCP系统认证，并对执行状况进行核实，使所有食品法规都在HACCP系统下得以实施。

CFIA食品检查员大多是按专业进行分类，农学、医学、营养学、分子生物学、化学、食品学、环境学、植物学等54个专业均符合食品检查员的专业范围要求。CFIA的检查员分为一般检查员和高级检查员：一般检查员负责工厂检查、实验室样本分析、野外动物捕捉及疾病检测；高级检查员职责为指导检查员开展HACCP、与受管方进行沟通调解、调查违法或者投诉行为等。

二、食品安全监管计划

加拿大作为全球食品安全体系最好的国家之一，被世界各地的人们所认可。尤其是SCFA颁布后，加拿大食品安全检查能力和水平进一步提升。SFCA和SFCR在法律层面确定了食品检查员的法律地位，并对食品检查员赋予了很大的自主检查权限。SFCA第23条规定，食品检查员获得作为食品检查员资质证明的加拿大食品检查署主席或加拿大边境服务局局长签发的证书后，可从事食品相关现场检查工作。SFCA第24条规定，食品检查员有权查封和扣押其认为有合理依据证明违反法规的物品，在有合理依据下有权进入SFCA规定的某行为实施场所或物品所在地开展：抽样检验，查阅复制文件数据，拍照、录音或绘制简图取证，打开检查任何容器和包装，责令企业封存物品，要求现场人员出示证件等。同时，要求企业向检查员提供必要的协助以满足检查需要。

（一）质量管理计划

CFIA的质量管理计划（Quality Management Plan，QMP）是一个基于HACCP原理的计划，该规划自1992年起在加拿大的鱼产品加工部门强制执行。这个计划的实施体现了CFIA与产业界的成功合作，CFIA因此也在国际上被广泛承认为在食品产业中强制执行以HACCP为基础的管理系统的权威机构之一。在其他商品领域，如鸡蛋、牛乳等，HACCP的实施在当前还是自愿性的。在肉类和家禽加工业，HACCP的实施虽然也是自愿性的，但其强制性实施已经处在立法程序中。

（二）食品安全督促计划

食品安全督促计划（Food Safety Enhancement Program，FSEP）是一个为农业食品部门（Agri-Food Sector）制定的计划。该计划在肉类和家禽加工业实行得比较普遍，在乳、蜂蜜、鸡蛋、蔬菜水果加工业内也广泛应用。CFIA的主要资源被用于检查和更新FSEP，并为在所有联邦注册的肉制品加工企业强制实施HACCP系统做基础工作。加拿大肉类产业在自愿实施HACCP系统方面一直走在前列。

三、有机产品认证

加拿大有机制度（Canada Organic Regime，COR）是CFIA的非传统制度，SFCR为加拿大有机产品的监管提供了联邦计划。COR建立在现有的加拿大国内许可和认证体系之上，CFIA监管有机标志的使用。认证的要点包括保护气候和环境、保护土壤肥力、保护生物多样性、尊重自然循环和动物福利、不使用化学和合成物质、不含转基因生物、面向消费者的透明标签。使用加拿大有机产品认证标志（图7-1）必须按照COR的要求对该有机农产品进行认证。

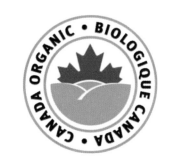

图7-1　加拿大有机产品认证标志

四、NPN认证

加拿大的天然产品注册号（Nature Product Number，NPN）是全天然保健品通过验证的证明号码，相关产品在销售前需通过加拿大卫生部的检测。通过检测会被授予许可证及一个八位数天然产品注册号NPN（图7-2），注册号可以查询到产品的名称、许可证持有人、药用成分、非药用成分、剂型、推荐用途（即健康声称）、禁忌证和不良反应。

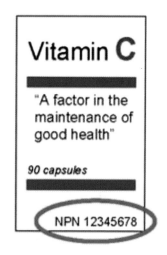

图7-2　NPN认证许可证

第八章

韩国农产品品质评价与分等分级

第一节 韩国农产品质量安全管理体系

就农产品而言，韩国是一个典型的进口型国家，即进口量远大于出口量，农产品国际贸易呈现明显的逆差态势。韩国有关农产品质量的相关法律法规比较齐全，针对性强，涉及农产品质量安全管理的法律法规有《农产品品质管理法》《食品卫生法》《食品安全基本法》《植物防疫法》《农药管理法》《家畜传染病预防法》《畜产品加工处理法》《水产品品质管理法》等。

韩国食品安全标准采用横向通用和纵向产品标准方式。横向通用标准一般包括食品原料标准、生产加工标准、安全限量标准、储藏标准、餐食标准等；纵向产品标准则针对每种不同的产品，从产品定义、类型、原料要求、制造加工要求、成品规格要求等方面制定具体的标准。

韩国食品药品安全部（Ministry of Food and Drug Safety，MFDS）是韩国政府机构，负责监管和管理食品、药品、医疗器械和化妆品等领域。致力于保障公众的健康和安全，确保食品和药品的质量和安全性，以及医疗器械和化妆品的合法销售。韩国MFDS的职责和功能主要包括：①食品安全监管，负责监督食品生产、销售和消费过程，确保食品符合安全标准，保障公众健康；②药品审批和监管，对药品的注册审批和监管，确保药品质量、安全性和有效性，保障患者用药安全；③医疗器械注册和监管，对医疗器械的注册、审批和监管，确保医疗器械符合安全性和性能标准，保障患者的健康和安全；④化妆品注册和监管，对化妆品的注册和监管，确保化妆品的安全性和符合标准，保障消费者的利益；⑤食品、药品和医疗器械安全监测，及时发现和处理不良事件和药品安全问题，确保食品和药品的安全性；⑥国际合作，与国际组织和其他国家的监管机构开展合作，共同推进食品和药品的国际监管和合作。

韩国农业、粮食和农村事务部（Ministry of Agriculture，Food and Rural Affairs，MAFRA）制定并实施与总体农业政策和农产品检疫相关的法规，包括牲畜、乳制品和林业产品。MAFRA下设多个机构，包括动植物检疫局（APQA）、国家农产品质量管理局（NAQS）和农村发展管理局（RDA）。

APQA负责动植物产品的检疫和卫生控制，目标是完善动物疾病检疫体系，确保农牧产品安全，预防进口植物和植物产品带来的有害病虫害风险。该机构的组织结构可在其官网查询。NAQS针对进口农产品质量标准和等级，强制执行原产国标志，并在市场上对新鲜水果、蔬菜、谷物和加工食品强制执行有机标签。他们还为非加工有机产品和加工有机产品提供有机认证。此外，NAQS还制定了进口产品的有机等效性要求。MAFRA的检疫政策部门制定了活体动物和动物产品的进口卫生要求。《植物保护法》通过制定进口和国产植物检疫条例保障农业和林业生产。《进口植物检验指南》规定了进口植物和植物材料的检验程序，并为进口植物的检验和处置确立了具体原则。《农产品质量管理法》制定了关于农产品原产国标志、地理标志（GI）、可追溯性等规定。《管理和支持促进生态友好型农业/渔业和有机食品法》旨在促进可持续的生态友好型农业、渔业。该综合法案是MAFRA新鲜农产品和加工食品有机认证计划以及加工有机产品等效性的法律基础。《农产品原产国（COO）指南》规定了韩国对国内农产品和国内加工农产品所用原材料的COO标签要求。根据《对外贸易法》第33条的规定，进口农产品也必须贴上COO标签。

第二节　韩国农产品分等分级

20世纪60年代以来，实现农产品流通的合理化和现代化一直是韩国农业部门要解决的首要问题，但政府实施的任何政策都没有取得显著成果。农产品通常只根据其质量、数量出售，各地区的农产品如蔬菜瓜果、肉类、蛋品的生产和交易方式也各不相同。农产品供应链也极为不透明，其生产和流通信息无法追溯，在流通过程中，农产品以次充好无法保证其质量安全等问题十分普遍，各农产品不以其实际品质进行价格划分，是韩国农产品在流通过程中最大的问题。韩国在社会未实行农产品分等分级制度时，盛行把进口农产品伪装成国产农产品出售，质量安全问题频出，归根结底是与产业链的脆弱有关。对此，韩国政府以农林部下属畜产技术研究所为核心，于20世纪80年代中期提出了实施农产品分等分级制度的必要性，并开始进行相关研究。

随着韩国居民收入的提高和饮食文化的改善，农产品消费理念从之前的以数量为主转变为以质量为主，并且随着农产品市场的逐步开放，韩国国内也迫切需要生产优质国产农产品来应对进口农产品的冲击。因此，分级制度通过制定统一的标准来推动品种改良和流通结构的现代化，进而促进了韩国农产品产业高质量发展。

在农产品生产中，实施分级制度进行交易，为相对保障农产品质量起到了重要的作用。生产者以分级结果作为种植和改良的指标，可以促进生产者生产品质好、产量高的农产品，成为增加农户收入、应对农产品市场开放的重要抓手。从流通的角度来看，目前，韩国国产农产品必须经过等级划分才能进入市场流通环节，进一步提高了农产品的安全性。同时开展以市场为主的农产品销售活动，并根据等级以不同的价格销售，不仅可以确保稳定的客源，还可以确立新的商业交易秩序，进一步促进了农产品流通的合理化。从消费者角度来看，消费者可以根据农产品等级轻松地选择符合其消费偏好的农产品。根据不同的等级，其价格也会有差异，因此，可以根据农产品质量等级和价格，购买适合自己的农产品，减少交易成本。

一、新鲜果蔬

新鲜果蔬质量分等分级标准适用于自然条件或人工种植条件下生长出来的水果和蔬菜，以还未加工处理的新鲜状态供应给消费者。

（一）质量规定

新鲜果蔬品质分等分级的目的是规定新鲜果蔬制备和包装后的质量要求。但是，如果在出口/发货后的阶段，产品可能会显示出不符合标准要求规定的"稍微缺乏新鲜度、果实饱满度"等情况。对于"特级"及以上等级的产品，如果出现果实发育不完善、易腐烂、轻微变质等情况，产品的持有人/销售者不得将此产品展示或销售。

1. 最低标准
在所有类别中，除特殊规定外，农产品必须符合以下要求。

（1）完好无损（根据产品的特性，允许类别内特殊强调说明的偏差；受腐烂、变质影响，以致不适合食用的农产品除外）。

（2）干净，几乎没有任何可见的外来物质（关于土壤的残留痕迹，根据产品的性质允许类别内特殊强调说明的偏差）。

（3）几乎没有害虫（果实内部不受害虫影响损害，果实外部无明显害虫损害痕迹）。

（4）果实生长、贮藏不受外部异常潮湿的影响，无任何异味和/或味道。

根据产品自身性质，每个类别下可对具体产品标准作出额外规定。但产品必须充分生长，满足成熟度要求（取决于产品的性质）。产品的生长状况必须使其能够经受得住运输和装卸，以及达到令人满意的成熟度。

2. 成熟度要求
（1）对于生长期的水果，需要满足的成熟度标准为"果实必须充分生长，达到令人满意的状态和/或成熟度"。

（2）对于已经成熟的水果，需要满足的成熟度标准为"果实生长饱满、完整，且可以在采摘后继续后熟，并达到令人满意的成熟程度"。

3. 分类
产品根据品质分为2～3类，这类产品必须质量上乘，具有该品种和/或商品类型的特征，具体如下。

（1）一类　这类产品必须总体质量好，且具有满足该品种和/或商品类型的特征。在不影响产品总体外观、质量、贮藏质量和包装外观的前提下，允许存在以下轻微缺陷：形状上的轻微缺陷、颜色上的轻微缺陷、表皮上的轻微缺陷（根据具体产品特性，允许增添额外条件）。

（2）二类　这一类产品不符合更高类别要求，但满足上述最低要求。如果（产品名称）在质量、成熟度、贮藏品质和外观方面保持其类别基本特征，则允许存在下列缺陷：外形缺陷、颜色缺陷、表皮缺陷（根据具体产品特性，允许增添额外条件）。

（二）规格

规格由直径、长度、质量、周长等构成，由具体产品特性决定。具体描述如下。

（1）最小尺寸应为……

（2）为保证尺寸的均匀性，同一包装中产品之间的尺寸范围不得超过……

（3）对有特殊规定的产品、品种、商用类型或类别，无上述尺寸要求。

（三）公差规定

在产品的所有阶段，对于符合所标示类别要求的产品，每批次都应允许有质量和尺寸方面的公差。

1. 质量公差

（1）一类　①符合一类要求的产品，在数量或质量上允许有5%的总公差。在此公差范围内，仅满足二类质量要求的农产品的数量不得超过0.5%。②根据产品特性，可额外添加因个别缺陷所产生的公差。

（2）二类　①不符合一类要求但符合二类要求的产品按数量或质量计，允许有10%的总公差。在此公差范围内，既不满足二类质量要求又不满足最低质量要求的农产品，或受腐烂、变质等因素影响的农产品，不得超过总公差的1%。②根据产品特性，可额外添加因个别缺陷所产生的公差。

（3）三类　①对于既不满足类别要求又不满足最低要求的产品，允许有10%的总公差。在此公差范围内，受腐烂、变质等因素影响的农产品不得超过总公差的2%。②根据产品特性，可额外添加因个别缺陷所产生的公差。

2. 尺寸公差

对于所有类别（对于个别标准，可视其具体特性而定）允许不符合尺寸要求的总公差为10%。

（四）包装

1. 内包装

同一内包装内的产品需要具有同一性，且必须具有相同的来源，相近且满足对应公差要求的质量和尺寸。

合格检查应通过评估主要样品或复合样品进行。其依据的是假设原则，即随机取样的样品质量代表该批产品的质量。

2. 外包装

必须以适当保护产品的方式包装。包装内使用的材料必须是干净的，有质量保证，避免对产品造成任何外部或内部损害。允许使用符合行业规格的其他材料，如纸张等，但必须使用无毒墨水或胶水进行印刷或标签标示。

单独贴在农产品上的贴纸在取下时，应既不留下可见的胶水痕迹，也不会导致表皮缺陷。激光贴在单个水果上的信息不应导致果肉或表皮缺陷。

（五）标签标识

所有产品外包装必须包括身份标识、产品性质、原产地、商品规格、官方标识说明信息并以英文字母形式排列在包装同一可见面上，有清晰、不易擦除的标记，从包装外看一目了然。对采取散装运输（直接装载到运输车辆）的产品，这些细节必须出现在随货单据上，并附在运输车辆内的明显位置。

（1）身份标识　身份标识格式为包装工人或产品调度员+出口商：名称和实际地址（例如街道/城市/地区/邮政编码，如果与原产国不同，则标注为国家）或国家当局正式认可的代码标记。

（2）产品性质　如果从外部看不到产品内容，则包装上应标注：①品种名称。包装内全部为同类产品时标注为品种名称，其可以用同义词代替；商品名需在品种名称或同义词之外提供。②品种名称（可选），品种名称。在明显为不同品种混合包装的情况下标注为混合物。如果从外面看不到农产品，则必须注明商品类型和/或颜色以及包装中每种产品的数量。可根据产品的性质添加商业类型的名称。

（3）原产地　包含原产国，以及种植地区，或国家、地区或当地地名。

如果是不同产地产品明显不同品种的混合物，则每个原产国的标志应出现在相关品种（种）的名称旁边。如果不同产地产品混合了明显不同的商品类型（如蔬菜、水果的不同部分，如果实、叶、茎等）则每个原产国的标志应出现在相关商品规格旁边。

（4）商品规格　需包含产品类别、尺寸（或质量），可根据产品特性添加其他细节。

（5）官方标识。

二、坚果、干果类

坚果、干果类品质分等分级适用于天然状态下的有核和无核的坚果、干果，可直接食用的坚果、干果品种（栽培品种），经过洗涤、杀菌等步骤预处理的坚果、干果。不适用于工业加工生产的坚果、干果。

（一）质量规定

主要针对产品包装后的质量要求，同时在出口或发货后的阶段仍适用，产品持有人/卖方应负责遵守标准的要求。产品持有人/卖方不得展示或对不符合标准的产品提供销售，或以不符合标准的任何方式交付、营销此类产品。

1. 最低标准

在所有类别的产品类别中，除特殊规定和允许的公差外，必须达到以下要求。

（1）果实外观完整，不包括因捣碎、切分、去皮、去核造成的影响。

（2）果实无腐烂、变质，适宜食用。

（3）外观、果实干净，几乎无可见的异物；不包括符合规定的涂料成分。

（4）不存在任何活体害虫。

（5）外观及果实内部无肉眼可见的害虫损害，同时无昆虫和/或螨虫的尸体、碎片或排泄物。

（6）无霉菌、菌丝、霉斑。

（7）果实未发酵腐烂。

（8）果实均满足成熟度，无质量轻、发育迟缓或质地有明显缺陷的果实。

（9）无未发芽的果实，即未授粉、无果核的果实。

（10）果实外观均无明显瑕疵，即疤痕、变色或被晒伤，果实尖顶部明显变黑（通常果实容易伴有开裂现象）或侧斑（斑块延伸到果肉中）或果实本体伴有直径7mm及以上的圆形区域异常。

（11）果实外部无明显水分渗出。

（12）果实无异味和/或味道。

（13）产品质量必须能够承受贮藏和运输，以令人满意的质量和状态抵达目的地。

2．水分含量

水分含量不超过30%（质量分数），产品可以满足长时间贮藏和运输需求。

（二）分级

根据表8-1中允许的缺陷及公差，产品等级分为3级：Ⅰ级、Ⅱ级、Ⅲ级。允许的缺陷不得影响产品的食用质量、保存质量和在包装中的外观。

（三）尺寸规定

有关尺寸的规定由果实的单位质量决定。包装中果实的最小净重为4.0g。

（四）公差规定

坚果、干果类的品质公差规定如表8-1所示。

表8-1　坚果、干果品质公差规定

公差		在缺陷、质量和尺寸方面允许存在的公差/个		
		等级Ⅰ	等级Ⅱ	等级Ⅲ
允许存在的缺陷	不满足最低品质要求的果实数量不超过	5	10	20
	未成熟果实数量	1	2	4
	变酸、腐败、发烂果实数量	0	1	1
	被害虫损坏果实数量	3	8	12
	斑点、变色、发黑、晒伤、肉裂果实数量	3	5	7
	有害虫活体果实数量	0	0	0

续表

公差		在缺陷、质量和尺寸方面允许存在的公差/个		
		等级 I	等级 II	等级 III
尺寸公差	不符合最小净重的果实数量不超过	10	10	10
其他缺陷的公差	表皮、外观有明显杂质的果实数量不超过	2	2	2
	果实中的异物数量（无机来源，如石头等）不超过	1	1	1
	与包装内其他果实品质规格不相符的果实数量不超过	10	10	10

对于满足规定等级最低要求的产品，每批产品应允许在缺陷、质量和尺寸方面存在公差。

（五）包装规定

1. 内包装

同一内包装的内容物需统一，且只包含相同产地、质量和品种的产品。包装内容物的可见部分需有产品代表性。

2. 外包装

坚果的包装方式必须能妥善保护产品。包装内使用的材料必须清洁，应避免对产品造成任何外部或内部损坏。使用的包装材料必须无毒。包装需几乎没有任何无关异物（无机来源）。

（六）标签标识

所有标识必须在包装的同一侧，且不易擦除，从外部清晰可见以下信息。

（1）身份标识　身份标识格式为"包装工人和/或产品调度员/出口商：名称和实际地址"（例如街道/城市/地区/邮政编码，如果与原产国不同，则标注为国家）或国家当局正式认可的代码标记。

（2）产品性质　当内容物从外部不可见时，命名为品种名称或者商品名称/商品类型。

（3）原产地信息　包含原产国、种植地区或国家或当地地名。

（4）商品规格信息　产品等级、作物年份、最佳食用日期。

三、牛肉

（一）质量规定

所有牛肉产品肉类来源必须是符合政策规定、合法经营屠宰场中通过食品安全检验的动物。且胴体应满足以下条件。

（1）胴体切分完整，切口平整。

（2）肉块没有可见的未凝结血块、突出的骨块。

（3）无任何可见异物（无机来源，如泥土、木材、金属颗粒）。

（4）无令人反感的气味。

（5）没有明显的大面积血迹。

（6）保留的骨头相对完整，没有明显的骨折。

（7）若采取冷冻、冷藏保存，胴体无冷冻灼伤。

（8）切割、修整胴体时需小心，以保持切口、切分后胴体的完整性和一致性，避免留下明显切割痕迹。应去除靠近切口胴体表面的毛边。除不同肉体组织间自然状态的分割面外，所有横截面表面应与胴体外皮表面形成近似直角。相邻肉体组织的切口上可包含少量的瘦肉、脂肪或骨头。对于无骨切割工艺，应去除所有骨骼、软骨和所有可见的表面淋巴结。

（二）肉类低温处理方法

为了在运输和保藏过程中维持肉类更好的原始品质，可以采用冷藏、冷冻或深度冻藏。根据所使用的制冷方法，整个肉类供应链中的环境温度应确保维持一致，如表8-2所示。

表8-2　牛肉低温处理方法

低温处理	方法
冷藏	屠宰后冷却，产品内部温度保持在-1.5~7℃
冻藏	冷冻后，产品内部温度保持在-12℃以下
深度冻藏	冷冻后，产品内部温度保持在-18℃以下

（三）肉质等级

肉质等级是依据肉牛背最长肌脂肪分布（Marbling Score）、肉色、脂肪色、纹路来进行判定，由高到低依次分为1++等级、1+等级、1等级、2等级、3等级和D等级，如表8-3所示。例如，肉牛的背最长肌的脂肪分布按照脂肪分布的均匀度分为1～9号；背最长肌的肉色根据肉色鲜艳程度分为1～7号；背最长肌的脂肪色根据黄白色程度分为1～7号；背最长肌的纹路根据牛肉的水分和弹性分为1～5号。在确定肉质等级时，先根据判定标准确定各指标的具体等级，然后以所有指标的最低结果为该肉牛最终肉质等级，如脂肪分布、肉色、脂肪色、纹路的等级依次为1++、1、2和1+等级，那么该肉牛的肉质等级为2等级。而肉量等级是以综合胴体质量、脂肪厚度、眼肌面积来判定，依据韩国的牛肉分级标准，综合胴体质量、脂肪厚度、眼肌面积分别以24%，62.5%和13%的比例计算肉量等级，其中，指数在67.5以上是A等级，在62.7～67.5为B等级，而指数在62.7以下则为C等级。如表8-3所示，韩国牛肉分级主要依据肉质和肉量这两个划分指标，二者的结合构成了韩国的牛肉等级标准，而不满足肉质和肉量等级的牛肉则统一划分为D等级。

表8-3　肉质等级表

分类		肉质等级					
		1++等级	1+等级	1等级	2等级	3等级	D等级
肉量等级	A等级	1++A	1+A	1A	2A	3A	—
	B等级	1++B	1+B	1B	2B	3B	—
	C等级	1++C	1+C	1C	2C	3C	—
	D等级	—	—	—	—	—	—

四、鸡蛋

自2004年以来，韩国的鸡蛋壳上必须盖上编码。韩国鸡蛋编码可分为以下4个等级。

（1）1级鸡蛋　有机饲养，每平方米最多可以生活6只鸡，总共不超过3000只。鸡棚有栖息的横木（每只鸡18cm），至少1/3的面积散布着稻草、刨花或沙子。在相邻的室外区域，每只动物至少有4m²的运动空间。大部分饲料来自有机农作物。

（2）2级鸡蛋　露天牧场饲养，每平方米鸡圈有9只鸡。但是，母鸡白天可以使用至少4m²的被绿化过的户外运动区。

（3）3级鸡蛋　无笼平底饲养，每平方米最多9只鸡生活在封闭的鸡圈中，总共最多有6000只母鸡。鸡圈最多可以有4层，这种饲养方式采用堆叠式的鸡舍，每平方米可以养18只鸡。此外还有筑巢和栖息地。

（4）4级鸡蛋　鸡饲养在小群舍中，每平方米最多生活12.5只鸡（每只鸡最多2kg）。一组鸡笼饲养多达60只母鸡。鸡舍里的笼子有巢、垫料和栖息横木，高度至少50cm。

第三节　标签标识

一、食品标签系统

为了向消费者提供更准确的食品信息，韩国食品药品安全部实施相关法规和标准，要求农产品生产者将产品名称、成分、加工工艺、保质期、净含量、经销商、原产地信息和营养信息以醒目、卫生、不易擦除的说明方式标示在包装和容器上。

（一）食品标签关键信息

（1）提供产品基本信息　产品名称、食品种类、经销商地址（原产地）、生产日期、保质期、食品成分名称及含量、净含量（质量、体积等）。

（2）为消费者提供有关食品安全、营养和健康的信息　安全警告、食用说明、营养信息（热量、碳水化合物、糖、脂肪、钠等）。对于特殊膳食食品，标签可以增添新的信息。

（3）食品销售、促销和广告宣传　低脂肪、低胆固醇、富含膳食纤维等。

（二）食品设备分类标签系统

（1）目的　本制度要求食品生产设备张贴特殊标签，表明它们是按照《食品卫生法》的规定、符合标准的食品生产设备，保障消费者食用安全食品的权益。

（2）标签对象   与食品直接接触的设备（或物品）、餐具、剪刀、一次性手套、袋子等。

（3）标签方法   原则上，"食品相关"或"食品相关标志"一词必须用墨水印制或雕刻在产品包装或产品本身上，以产品的最小包装作为标签张贴单位。如果无法实现对标签标识的印制和雕刻，则可以使用贴纸作为标签张贴。

韩国食品通用标签标识如图8-1所示。

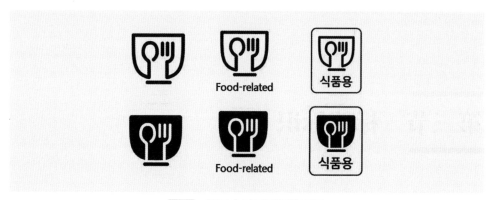

图8-1   韩国食品通用标签标识

（三）食物过敏原标签标识

（1）标签分类   禽蛋（仅限于家禽）、牛乳、荞麦、花生、大豆、小麦、鲭鱼、螃蟹、虾、猪肉、桃子、番茄、亚硫酸（仅限于添加亚硫酸且最终产品SO_2含量超过10mg/kg的情况）、核桃、鸡肉、牛肉、鱿鱼、蛤蜊（包括牡蛎、鲍鱼和贻贝）、松子。

（2）标示方法   若产品A使用的原料含有过敏原，则其他产品使用从产品A中提取或其他方式获得的物质，或含有产品A及其加工而成的食品与添加剂，则无论含量如何，都必须在标签上列出原料。此外，必须在原料标签周围用不同的背景颜色单独贴上过敏原标签，列出包含过敏原的原料。

（3）可能混有过敏原的警告标签   根据《食品标签标准》，如果制造商对含有和不含有过敏原的两种产品使用相同的制造工艺，则需要表明，内容物中不可避免地存在过敏原混合物的可能性，警示消费者。在这种情况下，用作产品原料的过敏原则不需要单独贴标签。

二、营养标签

（一）加工食品营养标签

（1）需注明营养标签的食品　蒸煮食品（畜产品除外）、糖果（糖果和糖块）、面包、饺子、巧克力、果酱、食用油、面条、饮料、功能性食品、鱼肠、即食食品、酱油、酱状物、谷物、乳制品（牛乳、调制乳、发酵乳、乳粉、干酪）、火腿、香肠。

（2）必须标明的营养信息　热量、钠、碳水化合物、糖（单糖、双糖）、脂肪、饱和脂肪、反式脂肪酸、胆固醇和蛋白质。

（二）儿童食品营养标签

消费人群为儿童的汉堡包、比萨饼、烘焙食品和冰淇淋生产销售厂家需具有一定的生产销售规模，才可拥有儿童食品标签资质。

儿童食品必须标示的营养信息为：每份儿童食品的热量、糖、蛋白质、饱和脂肪和钠。

三、保健功能食品标志

为提高保健功能食品的质量，给消费者提供准确的信息，韩国食品药品安全部实施相关法律法规，要求保健功能食品在其容器和包装上标示：①保健功能食品标志（图8-2）；②产品名称；③产地或经销地；④保质期和储存方法；⑤内容物含量；⑥营养信息；⑦功能成分信息；⑧食用方法说明；⑨原料含量；⑩特别强调本食品不用于疾病预防或治疗；⑪消费者安全注意事项。

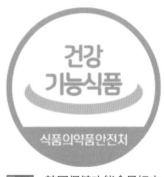

图8-2　韩国保健功能食品标志

第四节 韩国农产品认证

一、农产品认证制度与组织体系

（一）认证制度

韩国自1993年起采取有机农产品标志和质量认证制度，1997年制定了《亲环境农业培育法》，2001年对环保型农产品实施义务认证制，将标准化的概念引入了环保型农业。

为对环保型农产品实行跟踪管理并方便消费者识别，韩国还准备实行"农产品生产履历制度"，规定商店销售的农畜产品除了要标明产地、生产者及联络方法外，还须详细记载农药和化肥施用量、栽培及生长过程等，消费者通过卖场放置的电脑即可进行现场查询。目前，认证制度已在乐天、现代、新世界等几家大型百货店试行。据调查，80%以上的顾客表示支持，74%的顾客认为有生产履历的产品价格即使贵5%～10%也愿购买。自2005年起，这一制度全面实行。

为加强卫生、安全的农产品生产，韩国引入公布标准耕作方法并对农产品实行品质认证的国际优质农产品管理制度（GAP）。20世纪90年代中后期频繁出现的疯牛病、新鲜水果蔬菜食物中毒、垃圾"水饺"等食品安全问题使韩国认识到，要从加工前的生产阶段开始加强农产品等的安全管理。

（二）认证组织

韩国农林水产省下属的国立农产品质量管理院（NAQS）是韩国专门负责制定认证标准、实施审查认证、进行事后跟踪管理的国家权威机构，在全国有9个省级办事处、84个区域办公室。

（三）认证范围

韩国国立农产品质量管理院认为，经过质量认证的产品是由政府担保的安全的植物和动物产品，这些产品中含有的化学物质，例如杀虫剂、肥料和饲料添加剂，或者在生产中使用的化学物质都低于检出限水平。

质量认证的产品类型主要有：农药残留量在标准1/2以下的"低农药农产品"、不施农药的"无农药农产品"、不施农药和化肥超过1年的"转换期有机农产品"和不施农药和化肥超过3年的"有机农产品"。每一种农产品都有具体、严格的认证标准。韩国国立农产品质量管理院将有机农产品、无农药农产品、低农药农产品及一般植物产品和畜产品定义如下。

（1）有机农产品　在栽培过程中没有使用过化学肥料和农药的农产品。

（2）无农药农产品　在生产过程中没有使用过化学农药的农产品。

（3）低农药农产品　在生产过程中喷射的化学农药低于安全标准的1/2。

（4）一般植物产品和畜产品　一般植物产品是指在生产过程中合理使用化学肥料和农药的农产品，一般畜产品是指牲畜饲养过程中没有使用过育肥药物。

（四）处罚

对认证农产品的质量认证管理是根据认证标准，对农民进行完全的生产和流通指导，严格的管理制度旨在避免假冒伪劣农产品进入流通领域，提高国民对农产品的信任度。以环保型农产品为例，申请者只有在经营管理、种子、用水、土壤、栽培方法、产品质量及包装等方面全部符合规定标准，才能领到认证证书。一次认证有效期一年，改变"一次认证定终身"的做法，以巩固和提高环保型农业经营质量。对严重违规及弄虚作假行为应实行严格的惩处，除取消认证资格外，还要根据情节予以处罚和罚款。如对以欺骗手段获得认证、对未经认证的产品使用环保型农产品标志、掺假搭售未经认证的农产品等行为，分别处以3年以下有期徒刑或3000万韩元以下的罚款。

二、有机食品认证

（一）有机食品定义

有机是指在遵守韩国食品规定的前提下，不添加或尽可能少地添加非自然成分进行种植、生产、加工或处理等一系列活动及过程。

有机食品是指通过有机的方法生产的有机农产品、水产品和加工食品，以及以有机农产品、水产品为原料或材料生产、加工、流通的食品。

（二）认证制度

韩国有机食品认证由韩国农林畜产食品部和韩国海洋水产部负责，主要根据《环保农渔业培养及有机食品等的管理、支援相关法律》等相关法规进行管理。

韩国有机食品认证标准对产品的加工原料、加工方法、病虫害及致病菌管理、清洗消毒、包装、有机原料及加工食品的运输、记录等作出了相关要求。有机食品的认证审查需进行材料审查和现场审查（包括企业设施）。认证证书有效期为1年。

（三）国外有机加工食品原料

韩国《可以作为有机加工食品原料使用的国外有机加工食品》中规定了15种可以用作有机加工食品原料的国外有机加工食品包括豆油、玉米油、菜籽油、米糠油、芝麻油、苏子油、红花油、葵花籽油、棉籽油、花生油、橄榄油、棕榈油、椰子油、混合食用油、辣椒籽油。

（四）有机加工食品互认

对于国外的有机认证产品，韩国也是承认的，但前提是国外政府应向韩国国立农产品管理院或国立水产品质量管理院申请有机加工食品同等性认证并提交相关规定文件，证明本国认证制度与韩国有机加工食品的认证标准相同，或比韩国的认证标准更严格。

申请国家的同等性认定标准符合《国际食品法典委员会：有机食品生产、加工、标示和流通相关指南》（CAC/GL 32）或国际有机农业联盟（IFOAM）基本规格中普遍适用的同等性认定标准时，可不计差异，评价为同等。

目前，韩国与欧盟、美国已达成互认协议，但中韩两国政府之间尚未达成有机认证互认，符合韩国相关标准的食品进入中国市场需重新遵照中国相关标准进行审核。

（五）有机认证标识

获得认证的有机食品可以直接在产品或其包装、交易明细、保证书等上贴印相应的有机标识。韩国有机食品认证标识如图8-3所示。

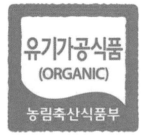

图8-3　韩国有机食品认证标识

三、绿色农产品认证

（一）绿色农产品定义

绿色农产品在培育和生长过程中应不使用或尽量减少使用合成农药、化肥、抗生素和抗菌剂等化学试剂，以促进生物多样性、促进土壤中生物循环、保护农业生态系统健康为出发点和目的。

（二）绿色农产品认证制度

由政府指定的专业认证机构根据严格标准进行筛选和检查，以检验、证明农产品是在不使用或减少使用化学品的健康环境中培育生长的。

（三）相关法律法规

韩国与绿色农产品认证相关的法律法规有：①《绿色农业、渔业和有机食品管理法》；②《绿色农业、渔业和有机食品管理法执行条例》；③《绿色农业、渔业和有机食品管理法实施准则》；④《有机食品和无农药农产品认证准则（国家农产品质量管理委员会通知）》；⑤《有机食品、无农药、农产品等认证机构下发认证规则（国家农产品质量管理院通知）》。

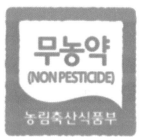

图8-4 韩国绿色农产品认证标识

（四）绿色农产品认证标识

韩国绿色农产品认证标识如图8-4所示。

四、优质管理农产品认证

（一）认证目的

①建立从生产到销售阶段的安全管理体系，为消费者提供安全的农产品；②通过确保农产品的安全性，提高消费者信心，提高韩国农产品在国际市场上的竞争力；③通过低成本可持续农业保护农业环境。

（二）申请人和目标产品

（1）申请人　个体生产农户和生产群体等。

（2）目标产品　以食用为目的生产和管理的农产品（畜产品除外）。

（三）申请时间

（1）目标产品是按照认证标准生长的农产品，自原定收获日期前1个月申请。

（2）如作物有两个以上的采收期，则在未超过生长期的2/3前提交申请。

（3）蘑菇类和芽菜等全年可生产的作物，在作物生长期提交申请。

（四）申请方法

向农产品质量管理委员会指定的优质管理农产品认证机构提交文件，缴纳费用并填写申请表。

（五）申请后检查

（1）每年至少调查一次生产过程和分销销售过程。

（2）违反认证规范的农产品应被吊停标记、吊除认证、作罚款等处分。

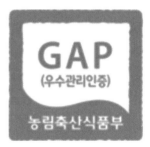

图8-5　优质管理农产品认证标识

（六）优质管理农产品认证标识

优质管理农产品认证标识如图8-5所示。

五、地理标志农产品

（一）地理标志农产品

地理标志农产品的质量、加工工艺、农产品文化在本质上应与特定产地的地理文化特征相关，能表明它是特定地区生产的特产。

（二）申请流程

注册申请表填写文件，提交给地理标志管理机构负责人（国家农产品质量管理委员会、林业局、国家水产品质量管理委员会），并请地理标志管理机构负人向地理标志登记审议小组委员会审议。

受理机构为：国家农产品质量管理委员会（农产品）、林业局（林产品）、国家水产品质量管理委员会（水产品）。

申请地理标志农产品时提交的申请项目书需要至少包含以下7项内容：①公司章程（对于公司）；②生产计划（组织，包括每个成员的生产计划）；③质量特性手册；④质量特征与地理因素的相关性说明；⑤地理标志所涵盖目标区域的范围；⑥产品质量说明；⑦农产品质量管理手册。

（三）审议标准

（1）该产品是否仅在目标产区生产，或主要原料仅在该产区生产（地域性）。

（2）产品是否在国内或国外广为人知（知名度）。

（3）产品在目标产区的生产历史是否悠久（历史性）。

（4）产品质量与特定地理产区的环境、水文、人文特征是否高度相关（地理特征）。

（四）地理标志农产品认证标识

地理标志农产品认证标识如图8-6所示。

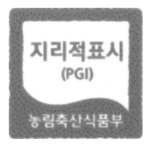

图8-6 地理标志农产品认证标识

第九章

农产品营养品质评价发展与展望

第一节　农产品营养品质评价发展概况

　　营养和安全是农产品品质的重要内涵，缺一不可。2023年7月12日《人民日报》报道农业农村部第一次国家农产品质量安全例行监测总体合格率为97.5%，抽检样品包括蔬菜、水果、畜禽产品和水产品4大类产品，合格率分别为97.3%、96.3%、99.2%和94.7%。农产品安全多年来稳定保持在较高水平。随着我国经济社会持续稳定发展和居民生活水平的不断提高，消费者日益关注农产品营养品质和饮食健康，居民膳食结构转型升级的需求十分迫切，发展营养导向型农业、建立农产品营养品质标准体系势在必行。我国可借鉴国外相关工作经验，在营养品质评价工作的法律、制度、政策等方面做好顶层设计，重点推进营养品质评价在促进乡村振兴方面发挥好作用，推动形成营养品质全产业链整体评价体系，不断满足人民群众对美好生活的向往。

一、农产品营养品质术语及法律法规

　　根据《美国法典》第7章第5302节，营养品质包括4个层面的意思：饮食中单一营养素的适宜水平、饮食中各营养素配比的适当水平、营养素生物利用率（如吸收率、消化率、利用率）、非营养素具备的营养价值（如膳食纤维、植酸等）。

农产品营养品质的实际应用应结合农产品自身特点，同时兼顾其营养成分含量、比例及生物利用率。

由于营养品质进入人们视野的时间尚短，我国仅有少数农产品等级规格标准包含了营养成分指标。国外也仅在澳大利亚-新西兰的粮食分级认可中提到了营养因素，主要针对小麦等粮食作物，根据其大小、水分、营养成分含量等指标的不同，制定严格的分等分级标准。澳大利亚的小麦等粮食作物交易活动都要求根据分等分级标准进行定级销售，实现优质优价。

营养标签是一种显示产品营养成分、产品特征和性能，向消费者传递产品营养信息的主要手段，也是向公众进行营养教育、指导选择健康膳食的一个指南。营养标签使消费者了解产品的营养特性，它通常包含两部分内容：一部分是营养成分标示，一般以规范化表格形式列出能量值和各营养成分含量；另一部分是附加营养信息，即营养声称，一般以文字形式对营养特性加以说明。在营养品质标签标识方面，2022年12月30日，新加坡正式施行"饮料限糖令"，即《食品条例（第2号修正案）》，新加坡成为全球首个禁止高糖饮料广告的国家。2023年6月30日，新加坡卫生部又发布了补充措施，扩大了"饮料限糖令"的适用范围。补充措施于2023年12月30日开始施行。

1985年，食品法典委员会提出将营养素参考值（Nutrient Reference Values，NRV）专门用作食品营养标签营养素每日需求量的参考值，开启了食品标签营养标示规范化的进程。营养素参考值是日均推荐摄入量标准，反映食物的营养质量以及各种营养素之间的平衡关系，综合体现食物中多种营养成分的交互作用，能够确保消费者摄入必需营养素、有益营养素以及适当的能量，帮助消费者限制摄入影响健康的营养素。中国营养学会第六届六次常务理事会通过并发布了我国NRV的日推荐摄入量标准，对蛋白质、脂肪、碳水化合物、维生素类、矿物质类等几十种具体的营养素进行了规定，提出每种营养素的单一参考摄入量。NRV是依据我国居民膳食营养素推荐摄入量（Recommended Nutrient Intakes，RNIs）和适宜摄入量（Adequate Intake，AI）制定的，可以大致满足普通人（不论男女、年龄）的营养需要，但不包括特殊生理阶段人群，如3岁以下儿童、孕妇、哺乳期女性等。NRV在食品营养标签标识中的应用，可以帮助消费者评价食品中提供的营养素对人均营养素需要量的占比，有利于膳食搭配，促进膳食平衡，同时也有利于规范食品标签的相关声称。2008年5月，我国卫生部颁布的《食品营养标签管理规范》明确标示：NRV是食品营养标签上比较食品营养成分含量多少的参考标准，是消费者选择食品时的一种营养参照尺度。

二、我国农产品营养标准体系

我国农产品营养标准体系建设仍处在起步阶段，仅有部分农产品标准包含营养成分指标，未形成层次清晰、标准化对象明确的农产品营养标准体系。相对较成熟的农产品相关标准体系侧重各有不同，虽然其标准实用性、时效性良好，但标准化对象都不是农产品营养品质本身。例如，农产品等级规格标准体系主要用来对农产品分等分级，为农产品贸易流通提供依据，以外观、组织形态、杂质率等可以直观判断的感官指标为主。绿色食品标准体系则是绿色食品认证时必须依据的技术性文件；农产品地理标志标准主要关注该地区的自然因素或人文因素。农产品营养标准体系是营养导向型农业的技术支撑，其构建的意义是整体上指导育种、种植与养殖管理等农业生产工作。因此，还需要在现行标准基础上进一步完善我国农产品营养标准体系。

（一）我国农产品营养标准体系现状

2018年1月，农业农村部批准成立农业农村部农产品营养标准专家委员会，负责开展农产品营养标准的研究、拟定、审定、宣贯、咨询、国际合作交流等工作。制定农产品营养标准的目的是适应全面建成小康社会和满足人民群众对美好生活的需要，适应农业供给侧结构性改革和转型升级的要求，加快推进农业由增产导向转向提质导向。专家委员会组织行业专家、龙头企业多次研讨，形成了构建我国农产品营养标准体系的初步构想。我国农产品营养标准分为基础标准、营养成分检测方法标准、营养品质评价标准、营养标签标识标准、产品标准、生产技术规程6个方面。从营养角度将农产品划分为3类开展分类评价：①大宗农产品，大米、小麦、猪肉等，强调在膳食中的基础地位，重点分析主要提供的营养素种类，评价营养素的全面性和均衡性；②特色农产品，枸杞、蓝莓、燕麦等，即具有一定功效作用的农产品、食药物质等，强调在膳食中的补充促进地位，重点评价其特征性营养成分和健康功效；③营养强化农产品，富硒稻谷、铁锌强化小麦等，强调特殊人群的营养素缺乏，重点评价强化营养素的含量。

（二）我国农产品营养标准体系发展方向

1. 整合专业力量完善组织保障

我国农产品营养标准体系的研究与建立涉及范围广、部门多，既是一项开创性的工作，又是一项系统工程，需要在农业农村部的指导下，列入今后农业标准研究与制定的重要任务，统筹安排、协同推进。需要农业相关科研单位联合国家食品与卫生健康相关单位等技术力量协同攻关，借助已有的农业、食品、营养学研究基础，加快农产品营养标准体系的研究与建设。

2. 遵循科学合理、配套融合、动态开放原则

科学合理原则是指农产品营养标准体系的建立要符合《中华人民共和国标准化法》《中华人民共和国食品安全法》《中华人民共和国农产品质量安全法》《中国食物与营养发展纲要》《国民营养计划（2017—2030年）》等法律和指导性文件。配套融合原则是指，农产品营养标准体系是现代农业标准体系的重要组成部分，与农业技术标准体系密切相关，与食品营养标准体系相互关联。农产品营养标准体系纵向要与国家现代农业标准体系紧密衔接，横向要与农业技术标准体系相配套，与食品营养标准体系相融合，实现结构清晰、层次分明、上下契合、左右衔接、内外连通。动态开放原则，即农产品营养标准体系要综合考虑农产品生产主体，力求反映和突出当前我国农产品供给的特点和发展水平；同时，需要借鉴国际与发达国家经验，并充分考虑未来我国农产品供给的新趋势、新模式、新问题和新需求。

第二节　农产品营养评价研究

一、农产品营养评价研究背景

致力于食品营养研究的学者提出通过营养素密度评分（Nutrient Density Score，NDS）和营养质量指数（Index of Nutritional Quality，INQ）进行食物营养成分评价。营养素密度是指食品中以单位热量为基础所含重要营养素（维生素、矿物质、蛋白质）的浓度。营养质量指数是指营养素密度[1]与能量密度[2]的比。鉴

---

1 营养素密度：食物中该种营养素占推荐膳食供给量之比与该食物能量占能量推荐膳食供给量之比的比值。
2 能量密度：一定量食物提供的能量值与能量推荐摄入量的比值。

于消费者需求，我国相关部委和众多科研机构展开了相关研究，比较系统地检测和整理了上千种食物的营养成分，为消费者和研究者了解食物提供了诸多便利。中国营养学会对不同人群的膳食进行了指导，制定了《中国居民膳食营养素参考摄入量》，结合实际膳食情况提出并修订了"中国居民平衡膳食宝塔"。这些研究都具有极高的学术参考性。

然而，农产品营养评价也出现了侧重某一或某部分营养成分的现象，致使营养评价流于以偏概全。具体表现为在产品推介过程中，以某一营养成分作为卖点，扩展为产品整体营养能力，误导消费者，当前最明显的是蛋白质指标，高蛋白几乎成了高营养的代名词。事实是不同营养成分之间存在明显的摄入竞争或拮抗作用，人体作为有机整体的生命体，对营养的需求是全面的，单以一个或几个特定指标评价食品营养，刻意忽视其他营养素的影响作用，往往导致相应农产品营养性能评价的不准确性，对产后加工产生极大的负面影响。

人作为有机生命体，生长发育是通过不同的营养物质经消化、吸收、合成来实现的，食物中含有40多种人体必需的营养素，每种营养素都有独特的生理功能。人体从食物中摄入这些营养素，保证了自身生长发育和日常活动的基本需要。人体对不同营养素的需求是全面的，而且需要量存在很大的差异。某些营养素摄入不足会导致机体失衡和各种病症的发生；过量摄入某些营养素，往往会导致无效营养物质的长期积累，引发肥胖症和一些疾病。因此，摄入的营养素过量或不足都存在一定的危险，WHO于2001年召开9个国家参加的专家委员会，针对有关必需微量元素低摄入和高摄入的危险度评价的原则和方法进行了审定。此外，WHO在2018年对营养不良的定义进行了解释，营养不良指摄入能量和/或营养物质的不足、过度或失衡。营养不良分为三大类：①营养不足，消瘦（相对身高，体重不足）、发育迟缓（相对年龄，身高不足）和体重不足（相对年龄，体重不足）；②与微量营养素相关的营养不良，包括微量营养素缺乏（缺乏重要的维生素和矿物质）或微量营养素过剩；③超重、肥胖和与饮食相关的非传染性疾病（如心脏病、脑卒中、糖尿病和某些癌症）。受营养物质摄入竞争或拮抗作用，过量摄入某类物质后会影响机体对其他类物质的吸收利用，引发一些疾病。所以人体所需的营养素均有一定的限定范围，即营养的均衡性。

二、农产品品质与营养素功能风险评估研究

随着我国农业生产力的不断提高，我国已实现粮食总量平衡、丰年有余，基

本解决了"吃饱"问题。同时，随着经济社会的发展和人民群众生活水平的提高，我国城乡居民膳食和营养状况有了明显改善，人们对营养和健康的理念认识越来越深，由"吃得饱""吃得安全"向"吃得好""吃得营养""吃得健康"转变。这一过程历经了农业经济社会发展的3个阶段，也对应食物营养的3个概念——粮食安全（Food security）、食品安全（Food safety）和营养健康（Food nutrition）。其中粮食安全是基础，食品安全是保证，营养健康是目标。然而随着工业化、城镇化、老龄化进程的加快，影响我国居民身体健康的常见慢性病如心脑血管疾病、糖尿病、恶性肿瘤等发病率大幅上升。《中国居民营养与慢性病状况报告（2020年）》显示，2019年我国因慢性病导致的死亡人数占总死亡人数的88.5%，其中心脑血管病、癌症、慢性呼吸系统疾病死亡占比为80.7%。近年来，农业农村部和相关农业科研院所已经按照《中华人民共和国农产品质量安全法》和《中华人民共和国食品安全法》的要求，逐步构建和完善我国农产品质量安全风险评估体系，从食用农产品源头上确保"餐桌上的安全和营养"。农产品质量与营养功能风险评估研究已经成为其中一个重要的组成部分，开展相关领域研究方向的探索工作具有非常重要的理论和社会意义。如何评估农产品质量与营养功能、开展农产品营养品质评价研究、构建适合中国人最合理的膳食营养模式将是农产品质量与营养功能风险评估研究的重点方向。

（一）农产品营养品质评价和营养功能评估研究

对农产品中七大类主要营养素成分——蛋白质、脂肪、碳水化合物、维生素、矿质元素、膳食纤维、水及其他各类微量功能活性成分进行检测，对其含量和组成进行分析鉴定，建立食用农产品完整的营养成分数据库，是农产品品质与营养功能评价和风险评估学科体系的首要研究内容，应在农产品营养功能成分的基础上，针对不同农产品中各类宏量营养素及不饱和脂肪酸类、多酚类、黄酮类、多糖类、多肽类等特征功能活性成分，开展降血糖、降血压、降血脂、抗动脉硬化、抗衰老等功效评价研究。明确各类宏量营养素和微量特征功能成分的化学结构、纯度、物化性质、独立作用的量效关系、代谢途径和作用机制，确定其适宜范围和剂量效应带来的功能和健康作用，监测各类营养物质在采收、贮藏、运输等环节中的变化规律，研究其营养保持技术。研究农产品中各类营养素和功能性成分发生相互作用的可能性、相互作用的机制和效应。综合上述研究数据，进一步开展基于农业产业需求的食用农产品营养品质和营养功能评估，针对果蔬、粮油、畜禽、水产，以及食用菌、茶叶、生鲜乳及其他区域特色农产品，识别未知和分析已知的营养功能成分，评价不同品种、不同产地、不同生产方式、不同生育期和采收季节的变化规律，构建基于我国农业产业需求的农产品营养功能成分数据库及应用平台。

（二）农产品营养素功能风险评估和推荐摄入量研究

农产品由不同营养成分组成。根据风险评估4部分组成内容和基础理论，营养功能风险评估存在双向性。国际上很多国家基于风险评估的理念，依据不同的基本原则和体系，将营养素分为不同的风险等级，建立相应的风险管理方法。德国联邦风险评估研究所（Bundesinstitut für Risikobewertung，BfR）根据可耐受最高摄入量（Tolerable Upper Intake Level，UL）与推荐膳食供给量（Recommended Dietary Allowance，RDA）或实际摄入量之间的差距（UL/RDA），将营养素过量摄入风险大小划分为高、中、低3级。营养素摄入过量或不足均会带来健康风险。因此，营养素安全摄入范围的研究是为了保证营养素充足安全的摄入量，避免营养素摄入过量和摄入不足两种风险。这个安全摄入范围是在RDA和UL之间；当资料不足无法制定RDA时，则是在适宜摄入量（Adequate Intake，AI）与UL之间。我国营养素风险评估体系将风险等级分为A级（过量摄入风险高）、B级（过量摄入风险中等）、C级（过量摄入风险低）、D级（过量摄入风险不明）4级。根据营养素风险等级及推荐摄入量研究来明确食用农产品的营养功能风险等级及推荐摄入量和合理膳食搭配，对人群日常饮食营养，尤其是营养不足、营养过剩、营养失衡重点人群的膳食结构，能够提供科学的指导。

（三）营养基因组学和膳食营养模式研究

近年来，以高能量、高脂肪和高动物性食物为特征的膳食结构的改变，加上体力活动的缺乏，导致与肥胖相关的慢性代谢性疾病的发病率呈井喷式增长。生命科学领域的研究表明，影响人类健康的两大主要因素是遗传基因和外部环境。如果把外部环境拆分为客观的自然环境和主观的饮食环境，膳食营养就可被视为影响人体健康的第三大因素。由于遗传基因和外部自然环境是不易改变的，只有饮食营养和膳食结构才是唯一可控的因素。从进化生物学的角度看，不同地区生物群体的生活方式和饮食习惯会在人类的基因组中留下烙印，导致不同人群对不同的食物和营养发生适应性改变，最终在进化中进行选择。这也是为什么不同人种对不同食物和营养的需求存在差异，在相同机体生理指标的情况下慢性代谢性疾病的风险指数也存在差异。目前营养科学的研究不再拘泥于某种具体的营养素，而是在遗传学和表观遗传学的水平上研究食物对机体的作用，即基因如何影响机体健康和营养状态、营养素又如何通过表观修饰来调控基因表达。所谓表观遗传学，是指在所研究基因的核苷酸序列不发生改变的情况下，基因表达了可遗传的变化的一门遗传学分支学科。在表观遗传的背景下，饮食营养是有可能通过DNA甲基化（DNA methylation）、基因组印记（Genomic imprinting）、母体效应（Maternal effects）、基因沉默（Gene silencing）、核仁显性、休眠转座子激活和RNA编辑（RNA editing）等方式影响核基因的表达，最终对机体健康产生影响，使得生活方式和饮食习惯发生适应性改变。因此营养基因组学要通过对食物和营养的基础研究，揭示饮食方式和膳食结构如何通过与基因组相互作用影响基因的表达水平、机体的代谢通路和机体健康表型，从而指导膳食平衡和营养均衡。营养基因组学就是研究营养素和植物化学物质对机体基因的转录、翻译表达及代谢机制的科学。通过系统研究各地区中国人不同的膳食结构、生活方式和遗传变异与机体健康的相互关系，为营养相关慢性疾病的预测、早期预防和营养干预提供生物学理论基础。以此为基础，将现代营养学研究扩展到包括基因组学、表观遗传组学、转录组学、蛋白质组学以及代谢组学在内的多个学科领域。

（四）营养毒理学研究

营养毒理学是营养学与毒理学交叉融合形成的一门新学科，主要研究营养素过量对人体的不良作用及其可耐受最高摄入量的制定、营养素对毒物毒性及其代谢过程的影响、膳食来源的有毒有害物质对营养素代谢和营养过程的影响以及营养素/食物（成分）的风险-收益评估等，并在此基础上提出相应的预防控制措施。随着食品毒理学的发展，在研究外源性化学物的同时，研究者逐渐开始研究维持人类正常生理活动所必需的营养素过量摄入所引起的毒性作用，从而促进了营养毒理学的发展。营养毒理学是毒理学和营养学的交叉学科。

近年来，营养毒理学进一步扩展到营养对基因、遗传和肿瘤发生发展的影响，以及对药物毒副作用、射线和辐照损伤的影响等领域。营养毒理学的主要研究内容包括营养素/食物成分与外源化学物的相互作用，如氨基酸、脂肪酸、膳食纤维、硒等能与某些毒物形成络合/螯合物或难溶性化合物而影响其吸收或增加其排出；营养素对机体解毒系统的影响，如蛋白质可以络合重金属，形成络合物沉淀起到解毒作用；蛋白质和某些必需氨基酸、微量元素（锌、硒、铜、铁等）的缺乏可影响相关毒物代谢酶的含量和活性；维生素C有助于清除某些相反应产物；抗氧化和相关活性成分对毒物所致氧化损伤的影响，如维生素E、维生素C、硒、谷胱甘肽等有利于机体氧化损伤修复；外源化学物质或抗营养因子对营养素代谢、生理作用和机体营养状态的影响，如豆类中的蛋白酶抑制剂可影响蛋白质在肠道的酶解和吸收，鱼肉中的硫胺酶可分解维生素B_1，膳食纤维、植酸、草酸等能与许多营养素（尤其是钙、铁、锌等）形成络合/螯合物或难溶性化合物而影响其吸收。此外，某些毒物能与结构相似的营养素竞争代谢酶或转运蛋白/载体从而影响营养素代谢与转运；营养素与药物的相互作用以及营养素对药物毒副作用具有影响，许多药物对消化道功能、肠道菌群、神经内分泌系统等有影响，从而可影响营养素的消化吸收和排泄，如苯妥英钠能抑制叶酸和维生素C的吸收等。

三、食物营养评价方法

食物种类繁多，对人类而言有不同的营养价值和健康意义。判断一种（类）食物是否含有丰富的营养成分、是否适合某类人群、可能的健康益处等都需要利用一定的理论体系和技术手段。食物营养评价是对食物营养价值的一个综合性分析，首先需要明确食物中各种营养成分含量，再判断食物中所含营养成分是否齐全，比例是否合适等。

（一）食物营养成分的评价指标

营养学研究的学者对于基于食物营养成分的评价主要提出了通过营养质量指数、营养素度量等进行食物营养成分评价。

营养质量指数（Index of Nutrition Quality，INQ）是一种结合了人体实际需要，并能明确指出各类食物营养特征的参数，常用于评价一种食物、一份餐食或一套膳食的营养质量，是营养素密度与能量密度的比值。INQ比营养素密度和能量密度更直观和实际，从INQ的大小可以更直观地看出该食物提供能量的能力和提供营养素能力的高低，从而判断该食物营养质量。

营养素度量（或称营养度量，Nutrient Profile，NP）是一种评估食物营养质量的科学方法，用来评价食物中正向营养素和负向营养素综合富集程度。

NP和INQ都用于评价食物的营养质量，但INQ往往只能针对某一种成分，NP更加关注一种食物或膳食的多营养成分构成。NP采用多维的营养评价评分系统，以综合考虑食物中各种成分的含量及其对健康的正负效应。

　　张爱霞等结合营养素度量法，借鉴营养素参考值（NRV），通过离散程度计算，构建了以营养均衡指数（Index of Nutrition Balance，INB）为评价指标的农产品营养评价数据模型，INB越小说明农产品的整体营养越均衡，利用这一方法对谷子、玉米、小麦和水稻4种农作物进行了评价，发现营养均衡性从高到低的顺序依次是：谷子＞小麦＞水稻＞玉米。该方法直观地反映了农产品的营养均衡程度，但由于INB分析基于NRV所列的各营养素指标，NRV没有列出的营养素在INB分析中就不能体现。刘哲等提出了果品的"三度"评价法，即营养素的多样度、匹配度和平衡度。多样度是指果品中含有的各类人体必需营养素的种类数；匹配度是指果品中所含有的各类人体必需营养素含量及其人体每日需求量间的匹配程度，平衡度是指果品中所含的各类营养素之间的比例与人体需求的各营养素间的比例的接近度。最终利用偏离指数（果品营养价值的多样度、匹配度和平衡度偏离标准值"1"的程度）计算果品营养价值。必需营养偏离指数越低，其营养价值越高。但这一方法受到一些因素限制，如必需营养素种类和数量需统一，必需营养素中不同类型营养素之间的平衡度也对其有影响。

　　对于单一物种，其所含营养素每日需求量因国家、民族、年龄、性别的差异而不同，如何选择成为问题。唐中厚等对不同肉色甘薯中的营养成分进行分析，通过隶属函数转化与因子分析，综合评价甘薯块根营养品质特征。品质指标转化数据经因子分析，被提取的前8个公共因子累积方差贡献率达92.36%。因此，影响甘薯块根营养品质综合评价的关键因子依次为：功能物质因子、碳水化合物因子和甘薯营养品质辅助因子，即黄酮、多酚、胡萝卜素与花青素含量高低对综合评价甘薯块根营养品质影响较大。李守强等使用主成分分析和隶属函数对15个马铃薯品种（系）的主要营养成分进行了综合评价。隶属函数可以对计量单位或衡量量化上不尽相同的原始数据进行转化，为达到结构简化的目的，对因子载荷矩阵旋转，使因子载荷的平方向两级转化，各因子都具有一定的统计学意义与生物学意义。

（二）营养素度量法

　　营养素度量法是以预防疾病和促进健康为目的，根据食物的营养成分组合对其进行分类或排序的科学，是一种评价食物营养价值的科学方法。营养素度量模型主要分为两大类：一类是根据结果描述食物的营养素含量；另一类是根据结果描述食物对人体健康的影响。

1. 营养素度量法的制定

营养素度量法模型的建立需要基于科学系统的方法，主要基于以下方面。

（1）模型应用目的（如指导消费者选择健康食物、规范营养与健康声称或儿童食物广告等）和应用人群（如儿童、不同种族人群等）是要首先考虑的问题，因为这会影响模型建立的后续工作。

（2）模型中指标营养素的选择和指标营养素计算权重的确定是建立过程的关键一步。各种食物由不同比例的营养素组成，营养素可以分为有利于健康的营养素（推荐性营养素）和可能对健康产生不利影响的营养素（限制性营养素）。营养素度量法可以只评价推荐性营养素，如大多数的维生素和矿物质；也可以只包含限制性营养素，如脂肪、添加糖和钠；或者两者都包含在内，食品中的水果、蔬菜、坚果或全谷类也可考虑。

（3）模型在建立过程中还要根据建立的目的决定不同食物分组的计算模型是否选取不同的指标营养素和计算法则，其中食物的具体分组问题要考虑当地的文化和饮食背景。

（4）计算基准单位通常选取"每100g""每100kcal""每份食物"。根据不同的应用目的，营养素度量法模型可以选择不同的计算基准单位。

（5）营养素度量法模型计算中参考摄入量的选择可以根据具体的使用环境而确定，其中由于存在一些食物进行了某种营养素强化，所以为了不影响食物整体的营养价值评价，在计算时会将这类食物应用参考摄入量作为其该种营养素的封顶值。

2. 营养素度量法的应用

营养素度量法应用广泛，最常见的是配合食物标签使用，以帮助消费者对食物的营养成分组合有更清晰的了解，从而选购更健康的食物。此外，营养素度量法也可应用于向儿童推销食品的各种实施建议。

在英国，交通灯标签计划按食品中所含脂肪、饱和脂肪、糖和盐的水平分别以红色、黄色及绿色标示，如图9-1所示。此外，脂肪、盐和糖含量超标的食品被禁止在以16岁以下儿童为对象的电视节目中播放广告。

在澳大利亚，健康星级评级系统基于食品的营养素含量（即能量、饱和脂肪、糖和钠，有时也会包括蛋白质、钙和膳食纤维）和配料（即水果、蔬菜、坚果和豆类）为食品评级，级别用星星数目来表示，从半颗星至5颗星不等，如图9-2所示。星星数目越多，表示食物越健康。

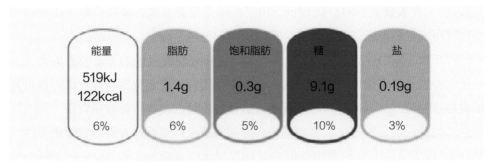

图9-1　英国卫生署：交通灯标签计划

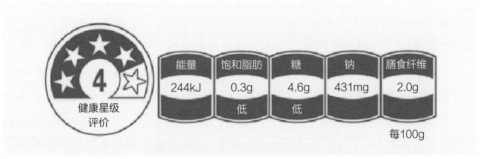

图9-2　澳洲联邦：健康星级评级系统

北欧部分国家采用锁眼标签制度，以膳食纤维、盐、糖、脂肪和饱和脂肪含量为参数，标示同一产品类别中的健康之选，如图9-3所示。

3. 营养素度量法模型

（1）推荐与限制营养素得分比值　推荐与限制营养素得分比值（Ratio of Recommended to Restricted Food Scores，RRR），是对食品营养标签中的能量和营养素含量信息的综合评价。RRR通常以食物的单位量［如

图9-3　瑞典国家食品署：
　　　　锁眼标签

白面包1片、全脂牛乳8盎司（227g）］为标准，计算食物中蛋白质、膳食纤维、钙、铁、维生素A和维生素C 6种推荐营养素占每日需求量百分比的平均值，以及能量、糖、胆固醇、饱和脂肪酸和钠5种限制营养素占每日需求量百分比的平均值，然后计算两者的比。其中，每日需求量百分比为美国食品药品监督管理局制定的营养素每日推荐摄入标准。RRR得分以1.0为基准，＞1.0说明该食物中推荐营养素得分高于限制营养素得分，分数越高代表食物营养价值越高；相反，＜1.0

且接近0，代表食物营养价值较低。由于RRR是比例形式，食物营养素构成的微小改变可能导致RRR的较大差异，所以RRR的稳定性较差。

（2）Nutrient Profiling-WXY模型　2006年，欧洲议会采纳了欧盟委员会关于运用营养度量法来构成营养和健康声称的基础建议，即只有营养度量法评价良好的食物才能进行健康声称，而营养度量法评价不佳的食物将被取消资格。同时建议营养度量法还需要考虑食物对普通人群和儿童及其他特殊人群膳食的重要性。Nutrient Profiling-WXY模型由英国食品标准局（Food Standards Agency，FSA）于2005年底正式发布。作为根据食品营养组成区分食品的工具，已被英国通信管理局（Office of Communication，Ofcom）用于规范、限制通过电视广告向儿童宣传的食品和饮料，以期减少直接面向儿童宣传的高脂、高盐或高糖的食品。它是一个简单的、以每日推荐摄入量为基础，以100g为计算基准的评分模型，考虑了7类与儿童健康优先相关的营养成分或食物成分，包括能量、饱和脂肪、糖、钠、蛋白质、膳食纤维、蔬菜水果和坚果。通过3步得到食品的最终得分。第一步：计算A分。A分="能量"得分+"饱和脂肪"得分+"钠"得分+"糖"得分。A分赋值见表9-1。第二步：计算C分。C分="蛋白质"得分+"非淀粉多糖"（Non-starch polysaccharides，NSP）得分+"蔬菜水果和坚果"得分。C分赋值见表9-2。第三步：计算总分。若A分<11，或A分≥11且C分中"蔬菜水果和坚果"项得分<5，则总分=A分-C分；若A分≥11且C分中"蔬菜水果和坚果"项得分<5，则总分=A分-（"NSP"得分+"蔬菜水果和坚果"得分），即不计蛋白质得分。在此模型中，其评分结果越小代表食物越有益健康，总分≥4的食品或总分≥1的饮料被分类为"不太健康"（less healthy）食品，将被限制通过电视广告对儿童进行宣传。

表9-1　A分赋值

得分	0	1	2	3	4	5	6	7	8	9	10
能量/kJ	≤335	>335	>670	>1005	>1340	>1675	>2010	>2345	>2680	>3015	>3350
饱和脂肪/g	≤1	>1	>2	>3	>4	>5	>6	>7	>8	>9	>10
总糖/g	≤4.5	>45	>9	>13.5	>18	>22.5	>27	>31	>36	>40	>45
钠/mg	≤90	>90	>180	>270	>360	>450	>540	>630	>720	>810	>900

表9-2　C分赋值

得分	0	1	2	3	4	5
蛋白质/g	≤1.6	>1.6	>3.2	>4.8	>6.4	>8.0
NSP/g	≤0.7	>0.7	>1.4	>2.1	>2.8	>3.5
AOAC膳食纤维/g	≤0.9	>0.9	>1.9	>2.8	>3.7	>4.7
蔬菜水果和坚果/%（质量分数）	≤40	>40	>60	—		>80

（3）SAIN∶LIM系统　2008年，法国食品卫生安全局（Agence Française de Sécurité Sanitaire des Aliment，AFSSA）在既往建立的营养素密度得分、营养素充足得分（Score for the Nutritional Adequacy of Individual Foods，SAIN）和限制营养素得分（Limited Nutrients Score，LIM）的基础上，提出了营养素充足得分与限制营养素得分之比的SAIN∶LIM分析系统。SAIN是以100kcal为单位，计算食物中含有的蛋白质、膳食纤维、维生素C、钙和铁5种营养素占每日需求量百分比的平均值。当食物脂类供能低于97%时，若维生素D的每日需求量百分比高于5种基本营养素的最低值，则可作为条件营养素代替最低值计算SAIN；同理，当脂类供能高于97%时，维生素D、维生素E、α-亚麻酸和单不饱和脂肪酸作为条件营养素纳入计算，但至多可替代2种基本营养素。LIM是以100g为单位，计算食物中含有的钠、添加糖和饱和脂肪酸3种限制营养素每日需求量百分比的平均值。LIM单位为100g，较100kcal更能反映食物能量密度。其中每日需求量百分比为法国每日推荐量标准。SAIN和LIM分别以5和7.5为界值，其中等级一营养价值最高，等级四营养价值最低。在等级一或在以等级一为主的多种类别组合中选择食物，可以满足33种营养素摄入要求的"健康膳食模型"；仅选择等级四中的食物则不能够满足。

（4）三分法（Tripartite）分类系统　由荷兰营养中心2005年发布的Tripartite分类模型是一个主要用于帮助消费者在同类食物中比较食物的营养质量，选择更健康食物的NP系统，目的在于促进健康的膳食模式，减少"不健康"食物的消费（表9-3）。它是针对不同类别食物，以每100g食物所含特定营养素含量范围为计算基准的阈值模型，将每类食物推荐的食用频率划分为"高频"（Preferable）、"中频"（Middle course）和"低频"（Exceptional）3个等级，即建议消费者应"经常""适中"或"偶尔"食用食物。

表9-3　荷兰Tripartite分类模型

食物分类	高频	中频	低频
土豆、大米、意大利面、豆类	膳食纤维：≥3g/100g SFA：≤1g/100g	膳食纤维：2~3g/100g SFA：≤1g/100g	膳食纤维：<2g/100g
面包、面包替代品、早餐谷物	膳食纤维：≥6g/100g SFA：≤1g/100g	膳食纤维：5~6g/100g 或≥6g/100g SFA：≥1g/100g	膳食纤维：<5g/100g
蔬菜、水果和果汁	维生素C：≥1mg/100g 叶酸：≥1mg/100g 膳食纤维：≥1mg/100g SFA：≤1g/100g 糖：未添加	维生素C：≥1mg/100g 叶酸：≥1mg/100g	—
乳和乳制品	SFA：≤12g/100g 能量：≤300kcal/100g	SFA：13~18g/100g 或≤12g/100g 能量：>300kcal/100g	SFA：>18g/100g
肉、预制肉制品	SFA：≤4g/100g		SFA：>5g/100g
鸡肉、鸡蛋	能量：≤200kcal/100g	能量：>200kcal/100g	
鱼	SFA：≤4g/100g ω-3脂肪酸：≤2份推荐值 能量：≤200kcal/100g	SFA：4~5g/100g ω-3脂肪酸：2~4份推荐值	SFA：>5g/100g ω-3脂肪酸：>4份推荐值
坚果	≤6g/100g	>6g/100g	≥2g/100g

注：SFA表示饱和脂肪酸和反式脂肪酸的总和。

（5）营养素度量法营养成分分析模型　美国营养素度量法系统是一个以"份量"（Serving）为计算基准，常以"1份"为计算基准。《美国法典》第21章第101节食品标签部分——《§101.12每餐习惯消费参考量》（*Reference amounts customarily consumed per eating occasion*）给出了各种食品份量的推荐值，生产商可以查询各种食品的份量推荐值，作为确定食品份量的主要依据。

　　针对所有类别的食物，以每日推荐量为基础的阈值模型，考虑了"推荐的"和"限制的"共10种营养成分，包括总脂肪、饱和脂肪、胆固醇、钠、维生素A、维生素C、铁、钙、蛋白质和膳食纤维。在这一系统中，营养素的阈值是基于2000kcal膳食的每日推荐量来制定的。具体来说，脂肪、饱和脂肪酸、胆固醇和钠的界点阈值为20%每日推荐量（表9-4）；维生素A、维生素C、铁、钙、蛋白质及膳食纤维的界点阈值为10%每日推荐量（表9-5）。某种食物若要进行健康声称，则必须所有限制性营养成分的含量均小于规定的最大量，并且至少有一种推荐性营养成分的含量达到规定的最小值。同时，推荐性营养成分的含量须是食物本身含有的量，而非强化后的量。考虑到食物类别间的差异，还补充了一系列的"例外"条款，即根据食物拟进行健康声称的不同，而有相应的特殊规定。例如，若某种食物要进行与高血压相关的健康声称，则其钠含量要更低于一般的规定。

表9-4 20%每日推荐量限制性营养素每份最大量营养素

限制性营养素	最大量（丧失资格阈值）/份
总脂肪	13g
饱和脂肪	4g
胆固醇	60mg
钠	480mg

表9-5 10%每日推荐量推荐性营养素每份最小量

推荐性营养素	最小量（获得资格阈值）/份
维生素A	500UI
维生素C	6mg
铁	1.8mg
钙	100mg
蛋白质	5g
膳食纤维	2.5g

（6）富含营养素食物模型 2009年，Drewnowski等建立了一系列富含营养素食物（Nutrient-rich Foods，NRFn.3）模型，是将100kcal食物中含有的不同数量的推荐营养素每日推荐量百分比和3种限制营养素每日推荐量百分比相结合的综合性指标。NRFn.3模型（n为推荐营养素数目）。有多种计算方法，包括推荐营养素每日推荐量百分比之和与限制营养素每日推荐量百分比之和的差值、两者平均值的差值及两者的比值。常见的NRFn.3模型为NRF9.3，其他还有NRF6.3、NRF11.3及NRF15.3。不仅如此，计算一日摄入所有食物的NRFn.3之和，除以一日摄入总能量相对单位量100kcal的倍数，可得到加权平均的一日NRFn.3值，进而分析与整体膳食质量的相关性。由此可见，通过摄入NRF值较高的食物可以达到提高总体膳食质量的目的。

（7）总营养质量指数　美国学者建立了一种客观、可靠且普遍适用的指标，称为总营养质量指数（Overall Nutritional Quality Index，ONQI），并以此为基础建立了NuVal营养指南系统。共有三大类近30个营养素纳入ONQI：膳食纤维、维生素等分子营养素，含量越高得分越高；饱和脂肪、反式脂肪等分母营养素，含量越高得分越低；宏量营养素，包括纳入分子的脂肪质量、蛋白质质量和纳入分母的能量密度和升糖指数。利用一份食物的微量元素含量与其能量之比，以及人群微量元素日估计平均需求量与能量推荐摄入量之比，计算两个比值之比，给予每个微量元素轨迹得分，表示摄入该食物对某种营养素推荐摄入量的贡献，并根据与该营养素相关的患病率、疾病严重程度及疾病关联强度进行加权。将以上各部分纳入运算得到ONQI，并在NuVal系统转换为1~100的分数，便于消费者应用。

保障农产品质量安全是最基本的食品安全要求。未开展营养品质评价的农产品对自身定位不明，无法进行有针对性的品质升级。对农产品进行营养品质评价鉴定可以向消费者提供营养参考，有助于引导消费者在种类繁多的农产品中挑选符合自身营养需求的产品。此外，通过农产品营养品质评价鉴定突出区域地方特色的农产品，有利于引导各地方特色农产品生产，推进农业提质增效，助力农民持续增收，贯彻落实质量兴农、绿色兴农和品牌强农战略，大力促进优势农业产业发展。

第三节　农产品营养标签标识发展
——以新加坡为例

一、新加坡农产品概述

新加坡耕地少，城市人口多，因此被称为"城邦"。其自然资源贫乏，农业占国民经济的比重不到1%，主要是家禽和水产养殖业。粮食全部靠从境外输入，蔬菜自产比例低，仅有5%，缺口部分通过马来西亚、中国、印度尼西亚和澳大利亚进口来填补。新加坡90%以上的食品和农产品是从国外进口的，因此对进口食品的质量实行最严格的监管制度。

新加坡食品安全立法偏向流通和餐饮环节。其涉及食品安全的主要法律是《食品销售法案》（*Sale Food Act*）和《环境公共卫生法》（*Environmental Public Health Act*）及其附属条例。另外还有《肉类和鱼类卫生法》《植物检疫法》《动物和鸟类法》等针对特定食品的特殊规定。而《进出口管理法》《必需品控制法》《消费者保护法》中的部分条款也涉及食品安全问题。其中，所有新加坡本地生产或进口到新加坡的食品、饮料和食用农产品，食品配料都必须符合《食品条例》的规定。

新加坡人非常注重食品的营养品质，寻求更健康的饮食搭配。2017年的在线研究数据显示，79%的新加坡人积极选择饮食以帮助预防健康状况，74%的新加坡人愿意为有益健康的食品支付更多的费用。2018年亚洲食品工业发布的报告显示，77%的新加坡人会为健康的食品或食谱感到愉快。2023年的一项调查发现，65%的新加坡人外出就餐时寻求更健康的选择。

二、新加坡农产品营养品质标签标识

20世纪90年代末以来，新加坡居民由于饮食不健康导致的冠心病、高血压、脑卒中、糖尿病和某些癌症等疾病问题越加凸显。为推广均衡饮食和健康生活方式，引导居民购买健康食品，新加坡政府开展了大量的调研工作。在调研中发现，将营养与健康标签作为食品营销的重要手段，是帮助居民优化膳食结构，增加有益营养素与健康食品摄入量的有效策略。且营养标签作为一种有效的市场推广手段，有助于提高生产商在食品行业的市场占有率。

新加坡要求标示营养声称时需要提供营养标签。营养标签以营养成分表的形式呈现。营养成分表中的信息包括热量、蛋白质、脂肪和碳水化合物（4种核心营养素）。其他营养成分可选择标示，但是当这些营养成分属于营养声称中的主要成分时，就必须进行标示。

（一）较健康选择标志系统

较健康选择标志（Healthier Choice Symbol，HCS）是世界上最早的正向标示性食品包装正面标识（Front-of-package labelling，FOP）之一，是由新加坡健康委下属的健康促进局（Health Promotion Board，HPB）于2001年推行的，主要用于鼓励消费者选择更健康的食品、饮料等。HPB是新加坡卫生部的法定委员会和推广健康生活的政府部门，主要负责管理标志的版权和执行标志的公共宣传教育，让居民更多地了解标志及其背后的依据，树立选择标志产品的信心。

HCS根据新加坡居民的日常饮食习惯制定，以产品的脂肪、饱和脂肪、钠和膳食纤维等含量为基础，评价各成分构成对居民饮食健康的贡献，为新加坡居民在超市或商店选购健康食品提供信息。从2016年12月29日开始，HPB在沿用无比较声明的较健康选择标志的同时，做出了全麦、低血糖生成指数（是指含有全谷物的面条、豆类、坚果的低血糖生成指数产品）、低糖、无糖、高钙、低钠、不添加钠、低饱和脂肪、低胆固醇、不含反式脂肪酸等含量声称和比较声称可以与较健康选择标志一起使用的规定，且实施了一份修订的牌照协议取代原牌照协议的计划。需要说明的是，低糖、低钠、低饱和脂肪、低胆固醇等的比较声称是指与一般食物相比，该食物种类的糖、钠、饱和脂肪、胆固醇含量降低了25%以上。

为留有充足时间便于生产商解决原标志产品库存，熟悉新的标志信息以及调整配方与更新包装袋，健康促进局为生产商提供了至少一年的过渡期去适应新标志。HPB制定了《新加坡营养标签手册》（2019年3月又做了修订），对HCS的规格、申请程序、许可协议与使用进行详细规定，以协助生产商、分销商、零售商在产品上贴标志。需要说明的是，HCS不适用于1岁以下婴儿配方乳粉或其他食品。

HPB于2014年启动了较健康餐饮计划（Healthier Dining Programme，HDP），该计划有助于鼓励公众改变高热量、高糖有损健康的饮食习惯，还提供免费的营养服务、品牌代言和官方认可的标签标识（图9-4）。2017年，HPB实施了较健康食材开发计划（Healthier Ingredient Development Scheme，HIDS）并于2018年实施了较健康食材推广计划（Healthier Ingredient Promotion Scheme，HIPS）。HPB制定了一系列政策改善新加坡人民的健康状况，推广健康饮食，资助食品制造商使用健康食材，帮助宣传更健康的膳食。

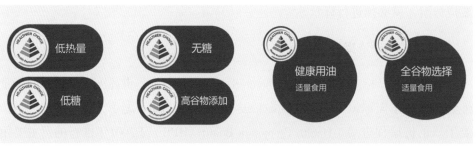

图9-4　官方认可的较健康餐饮计划标签标识

（二）饮料分级制度

新加坡"饮料限糖令"，即《食品条例（第2号修正案）》，于2022年12月30日正式施行，自此，新加坡成为全球首个禁止高糖饮料做广告的国家。2023年6月30日，新加坡卫生部又发布了补充措施，扩大了"饮料限糖令"的适用范围。补充措施在2023年12月30日开始施行。

为方便实施有关措施，所有营养级饮料都要提供营养资料，指明其热量、蛋白质、碳水化合物、总糖、脂肪及饱和脂肪的含量。其他营养素（如乳糖或半乳糖）的附加声明也是允许的。只在营养标签（Nutrition Information Panel，NIP）上声明的乳糖或半乳糖将从总糖量中扣除，以达到营养等级分级的目的。如果在NIP上没有声明乳糖或半乳糖，则将其各自的量视为零。

营养级饮料包括：①预先包装好的即饮饮料，即提前包装或制作，并分装在瓶子、罐头、纸盒、包装袋或其他类似的容器中出售的饮料；②预包装饮料，即粉末或浓缩物，在作为饮料消费前需要用液体复溶或稀释的饮料（如三合一速溶咖啡饮料、甜酒）；③从自动饮料分配器分配的不可定制饮料。自动饮料分配器是根据预先确定的配方分配非预包装饮料的机器，潜在消费者可定制饮料中任何成分含量的饮料。此外还有从2023年12月30日起新规定的在售卖场所手工调制的现制饮料或消费者可定制的饮料，如现煮咖啡或茶、现榨果汁、现拌冰沙、珍珠奶茶、现制草药饮料、从自动饮料机中分发的可定制的饮料（包括允许选择糖量或奶精的咖啡机中的饮料）。其中，酒精饮料和特殊用途食品不包括在"营养级饮料"的定义中。

所有营养级饮料使用一套统一的糖和饱和脂肪含量阈值进行分级（图9-5）。

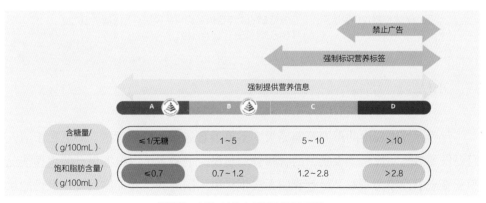

图9-5　新加坡饮料营养等级系统

HCS和HDP指南与图9-5所示营养等级系统标志一致，因此，在HCS和HDP计划下的所有饮料都是A级或B级。C级或D级是强制标识营养标签，营养等级有4个颜色编码等级。A级对应最低糖和饱和脂肪阈值，用绿色表示；D级对应最高的糖和饱和脂肪阈值，用红色表示。

除了等级外，饮料的含糖量在标签上以占总量的百分比的形式清楚地标示出来。营养等级为C级或D级的营养等级饮料必须在包装正面标有营养等级标志或在新配制的待售饮料旁边标示（2023年12月30日起生效）。对于评级为A级或B级的营养级饮料，标注营养等级标志是可选的，制造商可以选择在此类产品上自愿标注HCS或HDP标识符和/或营养等级标志。

为了更好地帮助消费者在菜单中选择饮料，新加坡开发了一个简化的营养等级标志，从2023年底起将其放在每种饮料的菜单旁。可添加到鲜制营养级饮料中的配料必须在菜单、海报、标志和其他材料上标明含糖量。新加坡饮料的营养等级和含糖量标志及瓶盖顶部标识如图9-6所示。

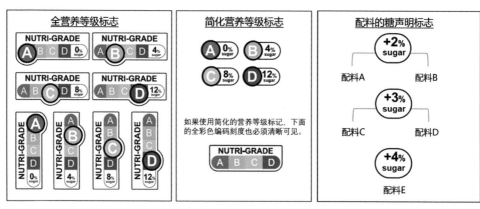

图9-6　新加坡饮料的营养等级和含糖量标志及瓶盖顶部标识

图中的含糖量仅作说明用途。标签标明的实际含糖量应与每种饮料的含糖量相对应。

NUTRI-GRADE：营养等级。

三、小结

营养标签体现出的不同营养等级并不单纯意味着产品的优劣，而更在于给人们提供"多吃"或是"少吃"的合膳食理建议。消费者可以根据自己的生理情况和营养需求，按需所取。尽管我国无法直接引入国外的营养标签系统，但仍能从中获得一些启示。首先，在我国"三减三健"的政策指引下，针对我国居民营养膳食情况进行长期跟踪并定期发布更新，在结合实际情况与我国国情的前提下，吸取国外营养标签制度经验，及时更新我国营养标签制度，食品行业积极推行"健康选择"营养标签，加大对消费者的科普教育力度，借助"健康选择"的客观标准和影响力为产品背书。其次，提高国民对营养标签的认识程度，培养消费者通过识读营养标签均衡膳食的意识。随着大众对食品原料、营养价值认知度的提高，大众更愿意主动去关注营养标签信息，从而形成良好的正向反馈。食品品牌应在营养标签上多下功夫，更科学高效地凸显营养标签内容。例如，将抽象的营养成分、含量等信息，通过图标、色彩等更直观的形式呈现，让消费者真正读懂营养标签。最后，健康、营养是食品行业发展的必然趋势，借助科学的营养标签，可以督促品牌自身主动改良不健康的产品或强化营养配方，及时顺应行业发展趋势。

参考文献

［1］Drewnowski A. Concept of a nutritious food：toward a nutrient density score［J］. The American Journal Clinical Nutrition，2005，82（4）：721-732.

［2］Wittwer A J，Sorenson A W，Wyse B W. Nutrient density：evaluation of nutritional attributes of foods［J］. Journal of Nutrition Education，1977，9（1）：26-30.

［3］Drewnowski A，Fulgoni V. Nutrient profiling of foods：creating a nutrient-rich food index［J］. Nutrition Review，2008，66（1）：23-39.

［4］Garsetti M，Vries J D，Smith M，et al. Nutrient profiling schemes：overview and comparative analysis［J］. European Journal of Nutrition，2007，46（2）：15-28.

［5］Volatier J L，Jensen A B，Henauw S D，et al. A new reference method for the validation of the nutrient profiling schemes using dietary surveys［J］. European Journal of Nutrition，2007，46（2）：29-36.

［6］Nihman C A J，Zijp I M，Sikrksma A，et al. A method to improve the nutritional quality of foods and beverages based on dietary recommendations［J］. European Journal of Clinical Nutrition，2006，61（4）：461-471.

［7］张爱霞，刘晓东，王桂荣，等. 一种新型农产品营养评价方法技术的构建［J］. 食品科学，2013，34（19）：356-359.

［8］Swisher L L，Beckstead J W，Bebeau M J. Factor analysis as a tool for survey analysis using a professional role orientation inventory as an example［J］. Physical Therapy，2004，84（9）：784-799.

［9］马庆华，李永红，梁丽松，等. 冬枣优良单株果实品质的因子分析与综合评价［J］. 中国农业科学，2010，43（12）：2491-2499.

［10］樊保国，李登科. 制干枣品种品质性状的因子分析与综合评价［J］. 植物遗传资源学报，2011，12（5）：716-720.

［11］韩勇，叶燕萍，陈发棣，等. 多头切花菊品质性状综合评价体系构建［J］. 中国农业科学，2011，44（20）：4265-4271.

［12］殷冬梅，张幸果，王允，等. 花生主要品质性状的主成分分析与综合评价［J］. 植物遗传资源学报，2011，12（4）：507-512.

［13］唐忠厚，魏猛，陈晓光，等. 不同肉色甘薯块根主要营养品质特征与综合评价［J］. 中国农业科学，2014，47（9）：1705-1714.

［14］李守强，田世龙，李梅，等. 主成分分析和隶属函数法综合评价15种（系）马铃薯的营养品质［J］. 食品工业科技，2020，41（6）：272-276，291.

［15］张立实，李晓蒙. 营养毒理学研究进展与展望［J］. 中国食品卫生杂志，2019，31（6）：505-509.

［16］张立实，吴婷，杨月欣. 营养素度量法——一种食物营养评价的新方法［C］//.四川省营养学会第六届会员代表大会暨四川省中青年专家学术大会营养与食品安全分会场学术会资料汇编，2009：4–12.

［17］吴婷，杨月欣，张立实. 食物的营养学评价方法研究进展［J］. 国外医学（卫生学分册），2009，36（2）：97–101.

［18］梁宝婧，吕筠. 几种营养素度量模型的建立和应用研究概况［J］. 中国预防医学杂志，2015，16（12）：972–977.

［19］张坚，赵文华，陈君石. 营养素度量法——一个新的食物营养评价指标［J］. 营养学报，2009，31（1）：1–5.

［20］朱宏，梁克红，徐海泉，等. 我国农产品营养标准体系现状与发展建议［J］. 中国农业科学，2019，52（18）：3145–3154.

［21］郭林宇，钱永忠，汤晓艳，等. 国外果蔬等级规格制度研究［J］. 世界农业，2011（10）：39–43.

［22］［11］Klensin J C，Feskanich D，Lin V，et al. Identification of Food Components for INFOODS Data Interchange［M］. Tokyo：United Nations University，1989.

［23］John W F，David M K. The USDA–Agricultural Research Service（ARS）program in dietary surveillance and food composition：State of the program and future directions［J］. Procedia Food Science，2013，2：157–164.

［24］陈海峰，王玉英. 美国国家公共营养监测情况［A］. 国外医学卫生分册. 2004，31（5）：314–317.

［25］陈娉婷，罗治情，官波，等. 国内外农产品追溯体系发展现状与启示［J］. 湖北农业科学，2020，59（20）：15–20.

［26］朱宏，朱红，梁克红，等. 食用农产品营养标签标准法规国际现状与分析［J］. 中国标准化，2020（8）：215–220.

［27］郝生宏. 日本农产品（食品）安全管理体系及启示［J］. 食品研究与开发，2014，35（12）：98–101.

［28］佚名. 我国积极应对日本欧盟食品安全新法规［J］. 福建质量管理，2005（6）：38.

［29］任智华. 日本农产品质量安全管理现状及对中国农业的影响［J］. 农业科技与装备，2010（1）：13–15.

［30］边红彪. 日本农产品质量安全保障体系［J］. 标准科学，2017（10）：33–37.

［31］厉华. 日本完善食品安全制度管理保障食品安全［J］. 现代职业安全，2009（12）：68–69.

［32］许允成，宋艳宇，卢宗志. 日本农产品质量科学管理——兼谈我国加强农药管理的重点［J］. 农业科技管理，2004，23（3）：29–31.

［33］张红，孙艳艳，苗润莲. 日本有机生产及其允许使用物质管理研究［J］. 中国标准化，2017（1）：56–62+66.

［34］Nakano A，Zhao T. Authenticity of the Geographical Origin and Production Methods of Agricultural Products［J］. Japan Agricultural Research Quarterly，2018，52（2）：105–113.

［35］Mari M，Toshio O. Development of functional agricultural products utilizing the new health claim labeling system in Japan.［J］. Bioscience biotechnology and biochemistry，2018，82（4）：554-563.

［36］杨东群. 日本农业标准化促进农产品竞争力研究——以良好农业规范（GAP）为例［J］. 现代日本经济，2014，33（4）：77-84.

［37］张平远. 日规范有机农产品的表示方法［J］. 水产科技情报，2005，32（2）：95.

［38］王丹，戴岳，刘鹏，等. 日本、德国特殊医学用途配方食品安全监管比较研究［J］. 中国食物与营养，2017，23（4）：5-7.

［39］席兴军，刘俊华. 国际组织和先进国家农产品质量分级标准特点剖析［J］. 中国标准化，2007（11）：58-61.

［40］李里特. 农产品规格化，标准化是农业产业化经营的基础［J］. 科技导报，2000，18（11）：49-52.

［41］王培虎. 日本JAS关于咸肉、火腿、压缩火腿、香肠、混合压缩香肠以及混合香肠生产厂的技术认定标准［J］. 肉类工业，1994（4）：35-36.

［42］刘步瑜，陈黎洪，唐宏刚，等. 中日西式香肠产品标准对比分析［J］. 肉类研究，2020，34（9）：81-87.

［43］郭宝光，邵小明，闫翠香，等. 有机野生采集产品关键风险因素分析［J］. 生态与农村环境学报，2017，33（8）：680-687.

［44］Wang D，Rao X，Ying Y. Development of agri-products traceability in main developed agriculture region of the world［J］. Transactions of the Chinese Society of Agricultural Engineering，2014，30（8）：236-250.

［45］陈敏，韩小丽，蒋予箭，等. 酿造酱油呈色机制及色泽评价研究进展［J］. 食品与发酵工业，2009，35（1）：116.

［46］柯继. 日本酱油的标准种类及特点［J］. 福建质量信息，2001（2）：8.

［47］林学贵. 食品安全标签——日本有机农产品认证和标示制度及其意义［J］. 国际贸易，2005（2）：41-44.

［48］冯云，和文龙. 日本特别栽培农产品认证标准和认证制度［J］. 世界农业，2008（3）：49-52.

［49］江连洲. 植物蛋白工艺学［M］. 北京：科学出版社，2011.

［50］张勇. 日本食用油安全管理制度及其对我国的经验启示［J］. 食品安全质量检测学报，2021，12（18）：7426-7432.

［51］张俭波. CAC及各主要国家食品添加剂管理概况［J］. 中国卫生标准管理，2011，2（3）：54-62.

［52］骆鹏杰，张俭波，贾海先，等. 日本和韩国食品添加剂管理与法规标准的概述［J］. 中国食品添加剂，2014（7）：88-93.

［53］刘士健，郑伟，肖洪，等. 预包装食品标签标识中能量和营养成分含量声称问题浅析［J］. 食品安全导刊，2020（36）：170-171，173.

［54］傅强. 学习日本标签行业提高我国标签行业管理和工艺水平［J］. 标签技术，2018（3）：

16-19.

［55］桥本隆则. 标签里的日本食品［J］. 21世纪商业评论，2014（23）：75.

［56］日本发布食品标签标准修订提案［J］. 饮料工业，2014，17（11）：61.

［57］宗蕊，郭斐，王霰，等. 美国、欧洲、日本营养健康产业发展历程及对我国营养健康产业发展的启示［J］. 粮食与食品工业，2017，24（6）：1-5.

［58］石见佳子. 日本的食品营养标签相关法规及实施状况和管理办法［J］. 中国卫生标准管理，2012，3（1）：56-62.

［59］杨若婷，戴智勇，潘丽娜，等. 食物过敏原检测标准及标识现状［J］. 食品工业科技，2022，43（11）：1-10.

［60］葛宇. 出口贸易国食品过敏原相关技术法规及检测方法的研究［R］. 上海：上海市质量监督检验技术研究院，2019.

［61］郑颖，陈曙光，叶钰，等. 日本食物过敏原的管理及对我国的启示［J］. 食品科学，2016，37（3）：253-257.

［62］周素娟，徐琨，王献仁. 日本特定保健用食品与我国保健食品管理的异同［J］. 中国卫生监督杂志，2007（2）：103-105.

［63］王瑞娟. JAS认证开启日本市场的大门［J］. 林产工业，2018，45（9）：39.

［64］王莉娟. 日本JAS认证简介及其在中国的发展现状［J］. 国际木业，2016，46（6）：6-7.

［65］Tanemura N, Hamadate N. Association between consumers' food selection and differences in food labeling regarding efficacy health information：Food selection based on differences in labeling［J］. Food Control，2022，131：108413.

［66］Arai S, Yasuoka A, Abe K. Functional food science and food for specified health use policy in Japan：state of the art［J］. Current opinion in lipidology，2008，19（1）：69-73.

［67］杨祯妮，程广燕，黄家章，等. 日本厚生劳动省营养与健康机构设置及近期工作重点［J］. 世界农业，2019（1）：86-92，124.

［68］边红彪. 日本食品农产品认证体系研究［J］. WTO经济导刊，2013（Z1）：122-124.

［69］边红彪，钟湘志. 日本食品监控体系中的认证认可制度［J］. WTO经济导刊，2010（5）：90-92.

［70］边红彪. 日本食品监管体系中的认证概念［J］. 认证技术，2011（2）：76-77.

［71］闫庆松. 日本健康食品市场准入及法规解析［J］. 中国现代中药，2011，13（1）：47-50.

［72］吴珊. 日本健康食品概况［J］. 知识经济，2007（4）：8-10.

［73］日本特定保健用食品市场概况［J］. 中国食品学报，2008（5）：50.

［74］宁兆君. 国内外功能性食品监管对比及发展新动态研究［D］. 广州：华南农业大学，2019.

［75］R Polkinghorne, J M Thompson, J F Hocquette, et al. 澳大利亚肉类标准和分级体系［J］. 肉类研究，2015，29（2）：43-48.

［76］赵晓燕，李晓贝，杜颖，等. 我国农产品"优质难以优价"的品质指标评价因素分析——以猕猴桃为例［J］. 农产品质量与安全，2018（2）：86-89.

[77] 郭华麟，韩国全，蒋玉涵，等. 加拿大食品安全监管体系与启示 [J]. 检验检疫学刊，2018，28（4）：5.

[78] 王崇民. 加拿大新的《食品安全法》已生效 [J]. 食品安全导刊，2019（1）：1.

[79] 吴彩艳，李美英，孙爱兰. 加拿大食品检查员管理政策法规分析和借鉴 [J]. 食品与生物技术学报，2021，40（9）：8.

[80] 陈晓静. 加拿大食品标签要求 [J]. 标准科学，2018（8）：3.

[81] 汤姆格瑞汉姆. 加拿大食品安全管理体系 [J]. 上海质量，2016（11）：3.

[82] 韩永红. 加拿大食品安全法律制度的新发展：评析与启示 [J]. 广东外语外贸大学学报，2015，26（2）：85-89，93.

[83] 吴彩艳，李美英，孙爱兰. 加拿大食品检查员管理政策法规分析和借鉴 [J]. 食品与生物技术学报，2021，40（9）：1-8.

[84] 李美英，吴彩艳，周博雅，等. 加拿大食品检查员制度体系对完善我国职业化食品检查员队伍建设的启示 [J]. 食品工业科技，2020，41（16）：207-213，251.

[85] 李丽梅，李红艳，钱训. 农产品品质评价体系的构建 [J]. 食品安全质量检测学报，2023，14（10）：199-205.

[86] 汤晓艳，钱永忠. 农产品品质评价体系探讨 [J]. 农产品质量与安全，2023（2）：5-9.

[87] 张锋，姚文英，王伟. 名特优新农产品营养品质评价对提质增效的促进作用 [J]. 浙江农业科学，2021，62（1）：139-143.

[88] 黄泽颖. 新加坡食品较健康选择标志系统经验启示 [J]. 食品与机械，2020，36（1）：20-23+60.

[89] 王瑛瑶，赵佳，梁培文，等. 预包装食品正面营养标签分类及特点 [J]. 营养学报，2020，42（4）：318-324.

[90] 李帧玉，刘健. 国内外食品营养成分表内容对比与研究 [J]. 现代食品，2020（16）：128-131.

[91] Jun H L, Jun Y K, Kuk Y K, et al. MSENet：Marbling score estimation network for automated assessment of Korean beef [J]. Meat Science，2022，188：108784.

[92] Yong K C, Hwan S L, Hyun S C, et al. Current situation and future prospects for beef production in South Korea [J]. Asian-Australasian journal of animal sciences，2018，31（7）：951.